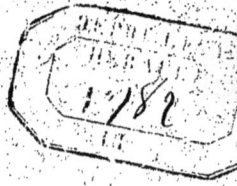

ÉTUDE

SUR

L'ÉRYSIPÈLE DE LA FACE

ET SES INDICATIONS THÉRAPEUTIQUES

Par Valentin PAPILLAUD

DOCTEUR EN MÉDECINE

MONTPELLIER

TYPOGRAPHIE ET LITHOGRAPHIE BOEHM ET FILS

ÉDITEURS DU MONTPELLIER MÉDICAL

IMPRIMEURS DE LA GAZETTE HEBDOMADAIRE DES SCIENCES MÉDICALES

1884

ÉTUDE

SUR

L'ÉRYSIPÈLE DE LA FACE

ET SES INDICATIONS THÉRAPEUTIQUES

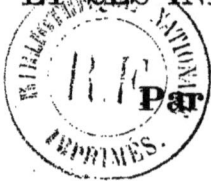

Par Valentin PAPILLAUD

DOCTEUR EN MÉDECINE

MONTPELLIER

TYPOGRAPHIE ET LITHOGRAPHIE BOEHM ET FILS

ÉDITEURS DU MONTPELLIER MÉDICAL

IMPRIMEURS DE LA GAZETTE HEBDOMADAIRE DES SCIENCES MÉDICALES

1884

A LA MÉMOIRE DE MA MÈRE

A MON PÈRE

A MA SŒUR ET A MON BEAU-FRÈRE

A MA FAMILLE

A la Famille REVILLÉ

V. PAPILLAUD.

A MON PRÉSIDENT DE THÈSE

Monsieur le Professeur DUMAS

A Messieurs COMBAL et GRASSET

PROFESSEURS

A Monsieur le Docteur ISNARD

A MES AMIS

V. PAPILLAUD.

INTRODUCTION.

Pendant le cours de nos études, nous avons eu à plusieurs reprises l'occasion d'observer dans les hôpitaux des érysipèles de la face. Le caractère contagieux et épidémique que revêt parfois cette affection nous a tout particulièrement frappé. Nous avons encore présentes à la mémoire quelques-unes de ces épidémies pendant lesquelles des fiévreux en traitement pour toute autre maladie contractaient l'érysipèle; pendant lesquelles, dans les services de Chirurgie, on ne pouvait faire la plus petite opération sans qu'elle se compliquât aussitôt d'érysipèle, malgré les pansements antiseptiques les plus rigoureux. — Ayant réuni les notes que nous avions prises au lit du malade, aux cliniques, et les comparant avec ce qui a été dit par les différents auteurs, nous avons pensé qu'il y aurait quelque utilité à résumer l'état actuel des connaissances sur l'érysipèle de la face en appuyant autant que possible nos propositions par des exemples.

Désireux avant tout de faire une étude essentiellement clinique, nous aurons toujours en vue, dans les différents chapitres de ce travail, les indications thérapeutiques, guides précieux, indispensables en médecine pour la bonne direction d'un traitement.

Nous passerons successivement en revue l'Historique, l'exposé des Causes, l'étude des Symptômes et des lésions qu'entraîne l'érysipèle de la face ; le Diagnostic et le Pronostic seront aussi l'objet d'un aperçu rapide. La dernière partie de notre travail, partie essentiellement pratique, renferme des faits que nous n'avons pas trouvés dans les livres, mais dans les hôpitaux, au lit du malade: je veux parler de la Nature de l'érysipèle et de ses Variétés cliniques. Vu l'importance de ce chapitre, nous avons cru devoir entrer dans quelques développements. Cette étude nous permettra alors d'exposer [d'une façon rationnelle, méthodique, les indications thérapeutiques de l'érysipèle, indications générales, indications particulières, essentiellement différentes suivant la variété d'érysipèle: nous diviserons le Traitement en général, local et prophylactique.

Avant de terminer, qu'il nous soit permis d'adresser ici nos remerciements à nos excellents amis MM. Laugier, Fournac, Curtil-Boyer, Vincentelli, qui ont bien voulu no us envoyer quelques matériaux pour ce travail et faciliter ainsi notre tâche.

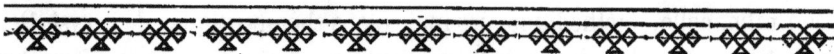

ÉTUDE

SUR

L'ÉRYSIPÈLE DE LA FACE

ET SES INDICATIONS THÉRAPEUTIQUES

Définition. — Étymologie.

HISTORIQUE.

L'érysipèle est une maladie aiguë, spécifique, caractérisée par des phénomènes généraux fébriles et par une éruption de plaques rouges, saillantes,
chaudes, douloureuses, dont le siège le plus habituel est *la face*. On ne
peut le confondre avec un simple érythème ; l'état général qui précède
l'éruption, ainsi que les caractères particuliers de cette dernière, permet-
tent facilement de les distinguer. On ne peut non plus le considérer comme
une fièvre éruptive : s'il présente en effet quelques analogies avec la rougeole, la variole, la scarlatine ; s'il se manifeste aux mêmes époques,
chez les individus jeunes, revêtant parfois comme elles le caractère épidémique, il n'est pas limité comme elles à une période de la vie au delà
de laquelle il ne pourrait se réaliser ; l'éruption n'apparaît pas simultané-
ment sur tous les points du corps, mais débute par une région et s'étend
de proche en proche ou par sauts et par bonds dans un espace de temps plus
ou moins long ; enfin, loin de donner l'immunité à l'individu atteint, il le

prédispose au contraire à des récidives plus ou moins fréquentes, l'érysipèle ayant de la tendance à se reproduire sur les téguments qui ont été une première fois le siège de l'éruption.

Suivant la région où l'affection érysipélateuse se localise, on lui a donné le nom d'érysipèle de la face, du tronc, des membres. Cette distinction est utile et doit être conservée selon nous. On a aussi divisé l'érysipèle, suivant ses causes, en spontané ou médical et en traumatique ou chirurgical ; ces dénominations, qui indiquent une pathogénie différente, comme les précédentes indiquaient un siège particulier de l'éruption, peuvent être conservées ; mais on ne doit pas oublier qu'un lien commun, qu'une même nature infectieuse réunit toutes ces divisions d'une même affection spécifique.

L'érysipèle a été observé depuis la plus haute antiquité ; son étymologie vient des mots grecs ἐρύω, je traîne, πέλας, proche, auprès, et, comme le dit M. le professeur Fonssagrives, de proche en proche, ou encore de ἐρυθρός, rouge, πέλος, peau, suivant que l'on considère sa marche essentiellement progressive ou la coloration des téguments où s'est manifestée l'éruption. Hippocrate et Galien ont mentionné l'érysipèle dans leurs ouvrages ; Ambroise Paré l'a considéré comme une inflammation due à la viciation du sang ; Pinel l'a rangé parmi les phlegmasies cutanées, et Alibert dans les dermatoses eczémateuses.

Baudens (*Gaz. méd. des Hôp.*, sept. 1840) distingue l'érysipèle médical et l'érysipèle traumatique.

Blandin (*Gaz. méd. des Hôp.*, févr. 1844) enseigne dans une de ses cliniques que c'est une affection complexe, présentant deux éléments inflammatoires, l'un cutané, l'autre lymphatique ; le premier prédominant dans l'érysipèle médical et le second dans le chirurgical.

Velpeau[1], dans différentes leçons cliniques, dit qu'en général les symptômes généraux de l'érysipèle ressemblent exactement à ceux des fièvres éruptives. Cette affection ne reconnaît que très rarement une cause externe seule ; il y a toujours une cause interne, une cause générale, un

---

[1] Voir Gazette Médic. des Hôpitaux, Leçons cliniques, 1840, 1847, 1850.

empoisonnement par un agent méphitique. On doit se garder de localiser cette affection dans les veines, artères ou lymphatiques; il préfère s'en tenir au terme phlegmasie de la peau.

Pour Monneret (*Pathol. int.*, tom. III), l'érysipèle se rapproche des fièvres éruptives, d'une affection générale fébrile qui est peut-être produite par une matière contagieuse semblable à celles des exanthèmes. Dans tous les cas, la fièvre érysipélateuse a une incubation et une période d'invasion ou de prodromes, elle est une et se manifeste par une phlegmasie du derme.

Jobert de Lamballe (*Gaz. des Hôp.*, juin 1845) professe que c'est une maladie générale et non point, comme l'ont affirmé presque tous les chirurgiens, une maladie locale développée autour d'une plaie; dans ce dernier cas, il se produit de l'érythème et non point un érysipèle.

Grisolle (*Pathol. int.*, tom. I, 1862) définit l'érysipèle : une inflammation exanthématique extensive caractérisée par une rougeur plus ou moins vive de la peau, avec dureté et gonflement de cette membrane, se terminant généralement par résolution et desquamation, mais suivie quelquefois de suppuration et plus rarement de gangrène.

Trousseau (*Traité de Clinique médicale*), étudiant les deux espèces d'érysipèle, médical et chirurgical, les réunit en un seul groupe. Si l'on observe attentivement les faits, on voit, selon lui, que l'érysipèle médical, non traumatique (par opposition à l'érysipèle traumatique, dit chirurgical), a presque toujours, comme celui-ci, pour point de départ une véritable plaie ou du moins une lésion, quelque légère qu'elle soit. Sinon toujours, du moins dans la presque universalité des cas, on trouve en un point quelconque du visage, à l'angle de l'œil, dans le nez, aux lèvres, derrière l'oreille, sur le cuir chevelu, une petite lésion des téguments; une ulcération herpétique du visage, de la membrane muqueuse de la gorge ou une inflammation des gencives. Il faut tenir compte de la prédisposition individuelle et plus encore de l'influence d'une cause générale dont la nature nous échappe; mais il est besoin d'une cause occasionnelle. Cette cause est donc une part essentielle et non secondaire au développement de la maladie. Il n'admet de différence entre l'érysipèle médical et l'érysipèle traumatique que pour le pronostic ; l'érysipèle des blessés est plus grave.

Desprès [1] expose longuement les mêmes opinions dans son beau travail sur cette affection, et cherche à établir que tout érysipèle est dû à une cause traumatique, considérant même le refroidissement comme un traumatisme.

M. le professeur Castan [2], dans son travail sur les *Fièvres*, classant l'érysipèle parmi les fièvres essentielles, l'a défini : une fièvre pseudo-exanthématique caractérisée par une éruption érythémateuse et phlycténoïde se terminant par desquamation.... Et plus loin, distinguant l'érysipèle de la lymphite, il dit : « Sans insister sur les différences que présentent les symptômes locaux, nous pouvons rappeler ces grands caractères de la préexistence de la fièvre, de l'ambulance, de la possibilité des métastases, qui prouvent que toute la maladie ne réside pas dans l'éruption que nous avons sous les yeux ; que cet exanthème lui-même n'est que la manifestation d'un besoin général de l'économie ; que l'érysipèle, par conséquent, rentre dans la grande classe des affections fébriles essentielles. »

MM. Gosselin et Raynaud [3], dans deux articles très importants, l'un sur l'*Érysipèle traumatique*, l'autre sur l'*Érysipèle médical*, admettent tous les deux l'unité pathologique de cette affection. « Je crois pouvoir admettre, dit Gosselin, que l'érysipèle, qui par son origine mérite le nom de maladie infectieuse, est une septicémie comme la fièvre traumatique et l'infection purulente; que le poison septique, après avoir pénétré par la plaie, produit, dans les premières voies qu'il parcourt, l'irritation qui se traduit par la rougeur, et, en envahissant l'organisme, y occasionne les troubles généraux. Malheureusement il m'est impossible de dire quel est ce poison, comment il se produit, dans quelles proportions concourent à sa formation les miasmes atmosphériques introduits par les voies aériennes et ceux qui viennent directement toucher la plaie. »

[1] Desprès ; Considérations sur l'érysipèle. Paris, 1862.
[2] Castan ; Traité élémentaire des fièvres. Montpellier.
[3] Nouv. Dictionn. de Médec. et de Chirurg. pratiq., tom. XIV, pag. 40. 1871.

Pour M. Raynaud, tout plaide en faveur d'une nature éminemment spécifique et infectieuse, et l'état général, et l'allure, et son origine, et sa marche, et son évolution, que rien n'entrave. Cette affection n'est pas une phlegmasie simple de la peau ; on ne peut pas davantage l'assimiler aux fièvres éruptives, ni l'assimiler aux pyrexies du genre typhus. Pour cet auteur, l'érysipèle porte manifestement le cachet des maladies infectieuses, et l'agent infectieux produit un travail phlegmasique quant à son mode de terminaison, mais en même temps spécifique quant à sa cause, et engendrant toute la série des accidents généraux propres aux septicémies.

En 1872, une discussion remarquable s'est élevée au sein de la Société de Chirurgie ; des Mémoires ont été produits, les recueils périodiques ont publié des faits intéressants, et plusieurs élèves, s'inspirant des doctrines de leurs Maîtres dans les hôpitaux, ont fait de cette question le sujet de leur Thèse inaugurale.

Malgré ces travaux importants, la lumière est loin d'être faite entièrement sur l'érysipèle. Tous les auteurs comprennent bien qu'il faut réunir en une seule unité l'érysipèle spontané et l'érysipèle dit traumatique ; mais les opinions diffèrent encore relativement à la nature de l'érysipèle et se divisent en deux groupes. Dans le premier, adopté surtout par les chirurgiens, dominent les idées de Trousseau : l'érysipèle aurait toujours pour point de départ une solution de continuité des téguments. Ainsi, pour la face, siège le plus fréquent de l'érysipèle, c'est aux angles des yeux, du nez, aux oreilles qu'il débute. Là se trouvent des éraillures, de l'impétigo, des ulcérations, des boutons d'acné. Bien qu'il ne paraisse pas du tout traumatique, il suit la marche des érysipèles traumatiques ; il y a entre les deux une grande analogie. A la suite de la petite ulcération, il se produit une lymphangite qui détermine l'engorgement des ganglions sous-maxillaires et du cou. L'inflammation superficielle de la peau gagne le réseau lymphatique superficiel, d'où la plaque rouge caractéristique qu'on a appelée érysipèle.

Au début, il a tous les caractères de l'inflammation du réseau lymphatique cutané, et pas autre chose ; de là à conclure que l'érysipèle n'est qu'une lymphangite, une inflammation du réseau lymphatique, il n'y a qu'un pas. On pourrait observer toutes les nuances entre l'érysipèle aigu, spontané, à plaques rouges, allant par bonds d'un point à un autre, et l'inflammation des lymphatiques, déterminant à distance un engorgement des ganglions. L'exemple le plus net de cette dernière variété est celui d'une ulcération des orteils entraînant un engorgement des ganglions inguinaux sans qu'on puisse voir l'intermédiaire. Tantôt des îlots se dessinent nettement, d'autres fois il se forme des arborescences ou des traînées le long des lymphatiques. L'érysipèle spontané et l'érysipèle traumatique sont donc une même maladie, la seule différence réside dans l'intensité et l'acuité plus marquée à la suite des grandes plaies. L'origine est la suppuration de la peau à la suite d'une coupure ou de la formation spontanée d'une déchirure, de l'impétigo, de l'acné.

Les symptômes généraux sont identiques : dans les deux cas il y a des frissons, de la fièvre, un état saburral ; la différence est dans l'intensité tenant à l'acuité et à l'étendue. L'intensité peut aller jusqu'à rendre l'érysipèle contagieux, analogue à l'infection purulente, qui, débutant chez un malade seul, peut s'étendre à tous les autres. Telle est l'opinion que nous avons entendu émettre par les localisateurs. Bien qu'elle soit représentée par les hommes les plus éminents, nous ne saurions pourtant l'accepter. Pour nous, en effet, la plaque érysipélateuse n'est que la manifestation extérieure d'un état général : n'admettant la lymphangite qu'à titre de facteur, nous croyons que si presque toujours l'érysipèle naît à la suite d'un traumatisme, ce dernier n'est le plus souvent qu'une porte d'entrée ou, dans d'autres cas, un foyer ayant donné naissance à l'élément morbigène.

L'étude que nous allons faire de l'*Érysipèle de la face,* forme la plus fréquente de l'érysipèle médical, va nous permettre de démontrer ce que nous avançons. Si le plus souvent on peut lui reconnaître comme point de départ une lésion, ne fût-elle appréciable qu'à la loupe, il est pourtant bien des cas où l'on est forcé de renoncer à l'idée d'un traumatisme pour expliquer l'origine de cette affection.

ÉTIOLOGIE.

La face est le siège habituel de l'érysipèle spontané. « Elle réalise en effet, dit Raynaud, cette double condition, d'être une région revêtue d'une peau très fine, très riche en vaisseaux, très sujette aux excoriations, et d'être une partie découverte très exposée aux influences extérieures et particulièrement à celle des agents miasmatiques. »

La véritable cause de l'érysipèle est inconnue ; se manifestant ordinairement chez des individus isolés, il peut, dans certains cas, régner d'une façon épidémique[1], atteignant à la fois un grand nombre de personnes. Il nous a été donné de voir à diverses reprises, dans les hôpitaux de Paris et de Marseille, des séries d'érysipèles réalisés en même temps dans les deux services de médecine et de chirurgie ; dans ce dernier service notamment, on ne pouvait pratiquer la plus petite opération sans qu'aussitôt la plaie devienne le point de départ d'un érysipèle.

Une coïncidence curieuse est celle que l'on a constatée de l'épidémie d'érysipèle avec l'épidémie de fièvre puerpérale. Cette coïncidence peut être considérée comme une des preuves de la nature infectieuse de l'érysipèle. « Il semble, dit Bouillaud, qu'un des éléments propres à faire régner les érysipèles épidémiquement peut être rapporté à un état infectionnel du sang provenant, soit des miasmes extérieurs, soit de principes absorbés à l'intérieur. »

On n'est pas encore fixé sur la nature de l'agent infectieux et sur son mode de pénétration dans l'organisme.

La *contagiosité* de l'érysipèle de la face, dont les exemples ne sont pas rares, est diversement expliquée par les auteurs. Si la transmission de cette affection, d'un individu déjà malade à un ou plusieurs individus aptes à fournir eux-mêmes, une fois atteints, des germes de reproduction, est loin de se réaliser dans tous les cas, c'est que la contagion n'est pas un

[1] Daudé ; Traité de l'érysipèle épidermique. Paris, 1867.

3

caractère essentiel, mais secondaire. Par suite de conditions inconnues, les maladies en apparence non contagieuses prennent ce caractère ; c'est ainsi que Caizergues concevait la contagion : l'érysipèle n'est contagieux que dans certains cas et pour certaines formes. L'érysipèle n'est donc pas *essentiellement* contagieux : il survient presque toujours à la suite d'une lésion traumatique ou d'une lésion spontanée analogue au traumatisme et ayant produit du pus, ne fût-ce qu'une seule goutte. Il suffit d'une fissure, d'une ragade amenant une irritation de la peau, pour que l'inflammation se propage au réseau lymphatique.

En France, il n'y a qu'une quarantaine d'années que la contagion de l'érysipèle a été l'objet d'un grand nombre de travaux ; grâce aux observations assez nombreuses qui ont été publiées, presque tous les chirurgiens et médecins français admettent aujourd'hui la nature contagieuse de cette affection.

« Dans le mois d'avril 1860, dit Gosselin [1], les salles de l'hôpital Beaujon contenaient un assez grand nombre d'érysipèles. L'aumônier y venait souvent et avait fait plusieurs visites prolongées ou répétées aux malades le plus gravement atteints. Vers le milieu d'avril, il fut pris d'un *érysipèle de la face* auquel il succomba dans l'espace de quelques jours. Le père de cet ecclésiastique, prévenu en province de la situation grave de son fils, arrive à Paris, s'installe chez lui, et, deux jours après son arrivée, sans avoir fait aucune visite dans les salles, est pris lui-même d'un érysipèle du tronc, autour d'une petite plaie qu'il portait au dos. Il succomba également. »

Si l'érysipèle ne devient contagieux que dans des cas particuliers et non toujours comme les fièvres éruptives, c'est qu'il ne l'est pas au même titre. « Le mode contagieux de l'érysipèle, dit Félix Guyon [2], est adventice et sous la dépendance de certaines conditions variables et mobiles, parmi lesquelles l'épidémicité et l'intensité relative de la maladie tiennent le premier rang. L'influence des saisons sur le développement ou la propa-

---

[1] Bulletin de l'Académie de Médecine, tom. XXX, juin 1865.
[2] Société de Chirurgie, 25 mai 1872.

gation de certaines maladies, sur l'exaltation de leur pouvoir contagieux, est mise hors de doute par l'observation ancienne et moderne.

Il est facile de prouver que des maladies toujours contagieuses, comme la rougeole, la variole, ne sont pas toujours transmissibles au même degré, et que la constitution saisonnière ou l'épidémie jouent à cet égard un rôle prépondérant. J'ajouterai volontiers qu'il en est de même pour l'érysipèle. »

Pour Maurice Raynaud [1], il est évident que, dans certains cas, l'érysipèle est contagieux ; mais, d'un autre côté, il est non moins positif que, dans les conditions ordinaires où nous l'observons, l'érysipèle ne paraît nullement contagieux, et que les cas de non-contagion forment l'immense majorité. « Lorsqu'on voit, par exemple, une vingtaine de personnes être prises successivement d'érysipèle pour avoir soigné ou approché d'autres individus atteints de la même maladie, lorsqu'on les voit surtout porter avec elles le germe de l'épidémie en changeant de résidence et le répandre autour d'elles dans les localités où elles se transportent, on peut bien dire qu'il n'y a pas de variole plus contagieuse que ne l'est l'érysipèle dans cette circonstance. »

« Le contage ou poison qui engendre l'érysipèle est totalement inconnu, dit Jaccoud [2], le mode et les conditions de la transmission sont également ignorés ; mais l'existence même du poison et sa diffusibilité sont démontrées par la forme épidémique de cet exanthème, qui domine souvent durant des mois entiers, toute la constitution médicale. »

CONDITIONS ÉTIOLOGIQUES. — Si nous ne connaissons pas la nature intime de l'érysipèle, nous connaissons du moins les conditions dans lesquelles il se réalise.

Les causes externes sont loin d'avoir l'influence que certains auteurs ont voulu leur attribuer. La petite plaie, la petite écorchure, qui est souvent, il est vrai, le point de départ de l'érysipèle, manque dans un grand nombre de cas, mais elle peut constituer le *pars attrahens* ou la voie

[1] Nouveau Dictionn. de Méd. et de Chirurg. pratiq., tom. XIV, pag. 28-40. 1871.
[2] Jaccoud ; Traité de pathol. intern., pag. 769. 1877.

d'introduction du poison érysipélateux et remplir le rôle de cause occasionnelle; à ce titre, on doit en tenir compte. Dans les cas que nous avons
observés, nous avons constaté une fois une piqûre d'insecte à la lèvre
supérieure.

PREMIÈRE OBSERVATION (personnelle).

Érysipèle de la face à la suite d'une piqûre d'insecte à la lèvre supérieure. — Premier érysipèle
quatre ans avant. — Délire anémique. — Extrait de quinquina. — Guérison.

Frédéric B..., marin, 21 ans, entre le 21 juin 1881 dans le service de **M.** Fabre,
salle Ducros, n° 19.

A eu déjà un érysipèle de la face quatre ans avant. Souvent malade.

Le 16 au matin, il ressentit de la douleur à la lèvre supérieure, où il avait été
piqué quelques jours avant par un insecte; en même temps il éprouva du malaise, des frissons, de la céphalalgie.

Le 22, par poussées successives, l'érysipèle a gagné toute la face. — Pas
d'appétit, langue sale ; embarras gastro-intestinal ; constipation. — A l'auscultation du cœur, frottement péricardique. — Tartre stibié 0,05 centigrammes
dans demi-litre de tisane émolliente.

Soir, douleur dans le cuir chevelu; érysipèle présente les caractères normaux.
— Plaques rouges, saillantes sur les bords.

25. Desquamation ; apyrexie.

26. Délire anémique. — Potion avec extrait de quinquina. — Guérison.

La piqûre d'insecte à la lèvre supérieure a été ici une occasion du développement de l'érysipèle à la face.

Habituellement l'érysipèle débute à l'angle interne de l'œil. Chez les
individus lymphatiques, les yeux chassieux, l'irritation continue du bord
libre des paupières entraînent fréquemment des érysipèles. Il faut reconnaître que, dans quelques cas incontestables, il y a une ulcération, une
écorchure qui facilite chez l'individu prédisposé la production de l'érysipèle ; mais ces plaies ne sont pas des causes essentielles déterminantes,
elles sont des occasions, des prétextes qui ne produisent l'érysipèle qu'en
vertu des prédispositions antérieures. Ces prédispositions sont ici un principe virulent qui est dans l'air.

L'influence du milieu et des saisons est incontestable. L'agglomération des individus dans les salles de malades ou dans les habitations particulières produit des miasmes qui, ayant la propriété de pénétrer par les plaies ou par les voies respiratoires ou digestives, peuvent engendrer l'érysipèle. C'est surtout au printemps et en automne que nous avons rencontré les cas les plus fréquents.

Les causes internes sont nombreuses et leur influence variable. Observé à tout âge, l'érysipèle spontané a son maximum de fréquence de vingt à quarante-cinq ans; il est un peu plus commun chez la femme que chez l'homme. Le tempérament lymphatique et scrofuleux expose l'individu à la réalisation de l'érysipèle plus souvent qu'une forte constitution ou un tempérament sanguin, mais les individus pléthoriques sont loin d'être à l'abri; les exemples que nous avons observés sont ceux de jeunes gens robustes et vigoureux: ouvriers, marins ou hommes de peine.

C'est surtout à l'époque de la ménopause que les femmes sont atteintes; on a noté chez elles des érysipèles périodiques par suite de la suppression des règles. Les cachexies (lésions cardiaques, mal de Bright, diabète), les maladies graves telles que le typhus et la pyémie, enfin le travail spontané de l'organisme, sont les causes de beaucoup les plus fréquentes de l'érysipèle non traumatique. L'affaiblissement des sujets par des maladies antérieures ou par un long séjour dans les hôpitaux est surtout favorable à l'épidémie d'érysipèle. Il est certain que le délabrement dans lequel sont jetés quelquefois les malades joue un grand rôle parmi les causes prédisposantes.

SYMPTOMES ET MARCHE.

L'érysipèle de la face présente dans son évolution quatre périodes distinctes: une première, d'incubation, sur laquelle on n'a encore rien de précis; une deuxième, d'invasion ou de début, constituée par des phénomènes généraux et l'engorgement préalable des ganglions de la région où se développera l'érysipèle; une troisième, d'éruption, caractérisée par l'apparition de plaques rouges; enfin une dernière, de terminaison.

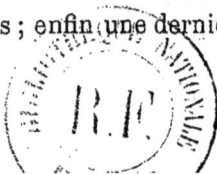

La durée de l'*incubation*, dit M. le professeur Castan [1], ne peut être que très difficilement appréciée, l'érysipèle n'étant généralement pas contagieux.

Prodromes ou Invasion. — Il est exceptionnel que l'érysipèle se manifeste d'emblée ; habituellement l'éruption est précédée de phénomènes généraux plus ou moins accentués, plus ou moins nombreux. Comme au début de toutes les affections générales, les malades éprouvent des frissons, du malaise, de la céphalalgie, une sensation de brisement de membres ; la fièvre se déclare, la température s'élève à 39°, 40° et au-dessus, la soif est vive, l'appétit est perdu ; la langue, blanche, épaisse, indique un embarras gastro-intestinal. La durée de cet état mal défini varie de quelques heures à un jour et demi ou deux jours. On trouve souvent alors de la rougeur à l'arrière-gorge et au voile du palais, ainsi que de la gêne dans la déglutition. Si on examine les ganglions sous-maxillaires et ceux du cou, on constate qu'ils sont légèrement indurés et douloureux. Cet engorgement des ganglions voisins du point où doit se faire l'éruption est le seul caractère spécial à l'érysipèle dans cette période ; Trousseau en a montré l'importance.

Période d'éruption. — Un peu plus tôt, un peu plus tard, l'éruption érysipélateuse apparaît sous forme d'une plaque rouge, saillante. S'il se rencontre quelque petite plaie, l'éruption débute en ce point, qui sert de localisation ; mais dans la plupart des cas il est difficile de trouver la plus petite éraillure ; souvent le point de départ est l'angle interne des yeux ou l'aile du nez. D'abord peu étendu, l'érysipèle gagne de proche en proche toute la partie supérieure de la face, le menton seul étant rarement atteint.

OBSERVATION II (personnelle).

Érysipèle de la face. — Suite d'un érysipèle de la muqueuse bucco-palatine. — Guérison.

Louis Aimard, cordonnier, 23 ans, entre à l'Hôtel-Dieu le 14 février 1882, dans le service de M. Girard, salle Aillaud, n° 6.

---

[1] Castan ; Traité élémentaire des Fièvres. Montpellier.

Lymphatique, souffre de la gorge depuis plusieurs jours. Le 12, vers midi, il avait ressenti un malaise extrême, frissons, chaleur. Dans les deux jours suivants, on a vu se manifester une éruption érysipélateuse de la face, facile à distinguer de l'érythème par les boursouflures remplies de liquide.

15. T. 40°,8 ; P. 92 ; R. 32. L'érysipèle s'étend jusqu'à la base du front ; quelques ganglions cervicaux sont engorgés, mais surtout les ganglions sous-maxillaires. Voile du palais très rouge ; gêne de la déglutition ; pas d'appétit ; embarras gastro-intestinal manifeste ; anxiété, agitation. — Tartre stibié 0ᵍʳ05 en trois fois dans un quart de litre de tisane à intervalles d'une heure. — Cataplasmes sinapisés aux membres inférieurs. Localement, onction de la face avec un corps gras ; tisane de chiendent.

16. T. 39°,4 ; P. 80 ; R. 24. A bien vomi hier et a eu quatre selles. Sommeil calme ; amélioration notable. — Tisane de chiendent nitré (2 gram. de nitrate de potasse), vin de quinquina 15 gram., bouillon, vin. — Soir T. 40°,8.

17. T. 38°,6 ; P. 80 ; R. 32. Même traitement. — Soir T. 40°,5 ; éruption gagne le front.

18. T. 39°,2 ; P. 80 ; R. 28. Nouvelle poussée d'érysipèle. Langue humide, ne tousse pas, ne souffre plus du gosier ; difficulté seulement pour avaler. A bien dormi la nuit ; urine bien, mais pas de selles depuis deux jours. — Vin de quinquina 40 gram. — Soir T. 40°,3. — Nitrate de potasse 3 gram.

19. T. 39°,4. — Même traitement.

Phlyctènes desséchées sur les premiers points atteints, marche progressive continue. — Soir T. 40°,6.

20. P. 72 ; T. 38°. Chute de la température le neuvième jour de la maladie, le huitième jour de l'éruption, apyrétique. — Continuer vin de quinquina à 40 gram., bouillon et vin. — Soir T. 37°,4 ; légère épistaxis, chute complète de la température.

21. T. 36°,8. A bien dormi, se trouve bien, apyrétique.

22. T. 36°,4. La solution, dans ce cas, a donc eu lieu avant le neuvième jour de l'éruption. — Vin de quinquina 50 gram.

23. T. 36°,7. Guérison.

Parfois il se développe des phlyctènes remplies d'une sérosité claire ; le nez se tuméfie, les paupières œdématiées recouvrent les yeux, les joues sont bouffies ; le sujet devient totalement méconnaissable. La peau est rouge, luisante, tuméfiée, chaude. Le caractère particulier de l'éruption érysipélateuse, c'est que les parties envahies sont nettement limitées par un bourrelet saillant facile à percevoir au toucher et à la vue ; ce bourre-

let diminuerait, paraît-il, quand l'érysipèle n'a pas de tendance à se propager. En résumé, rougeur et gonflement limités par un rebord saillant,
avec ou sans phlyctènes, tendance à l'envahissement : tels sont les caractères objectifs que présentent les régions envahies par l'érysipèle. Ce sont
là les phénomènes locaux, desquels il faut rapprocher l'engorgement gan-
glionnaire, dont nous nous sommes déjà occupé.

Le malade ne manque jamais d'accuser au niveau des parties enflammées
une sensation de chaleur des plus intenses ; cette chaleur est réelle et
peut être appréciée avec le thermomètre. Parfois il éprouve dans la
partie occupée par l'érysipèle une douleur âcre, mordicante, continue, et
exaspérée par le moindre contact.

On retrouve ici, plus marqués qu'à tout autre moment, les phénomènes
généraux dont l'apparition a précédé celle de la plaque érysipélateuse ;
l'appétit est nul, la soif vive, il y a des nausées et des vomissements de
matières bilieuses, et tous les symptômes d'un état gastrique.

La fièvre est vive ; le pouls, plein et fort, acquiert une grande fréquence
et s'élève ordinairement de 100 à 120 pulsations par minute ; il n'est même
pas rare que ce chiffre soit dépassé. La température, élevée dès le début
de l'éruption à 40° et au-dessus, offre dans certains cas une marche
typique en rapport avec la marche envahissante de l'éruption érysipélateuse et sur laquelle il importe d'attirer l'attention. Après avoir présenté pendant quelques jours un type continu à légère rémission mati-
nale, la température tombe brusquement à la normale 37, 37°,5. On
croit que tout est fini ; mais, le soir ou le lendemain, la fièvre revient,
la température est de nouveau à 40°, pour retomber de nouveau ; ces
sortes d'accès se renouvellent les jours suivants. Si on examine l'éruption,
on voit qu'elle s'est étendue chaque fois ; l'élévation de la température
indique donc une nouvelle poussée. C'est ainsi que par poussées successives l'érysipèle gagne les joues, les oreilles, le cou, enfin la nuque ; dans
la plupart des cas, elle s'étend encore au cuir chevelu, dont l'envahissement est révélé par l'exaspération des phénomènes généraux, par une
douleur tensive et par une sensibilité extrêmement vive au toucher ; on

détermine par la pression une empreinte persistante par suite de l'infiltration œdémateuse du tissu cellulaire sous-cutané.

Ces nouvelles poussées peuvent avoir lieu tous les jours ou tous les deux ou trois jours. Nous citons le fait d'un jeune homme vigoureux, atteint d'érysipèle de la face, qui, après avoir présenté pendant quatre jours une température oscillant entre 39 et 40°, fut tout d'un coup apyrétique ; l'érysipèle avait gagné toute la face, tout semblait terminé ; mais, le soir, nouvelle élévation de température, et le lendemain on constate que l'érysipèle avait envahi le cuir chevelu. Les deux jours suivants, il en fut de même jusqu'à ce que tout le cuir chevelu et la nuque aient été atteints.

Dans quelques cas bénins, l'érysipèle de la face guérit en quatre ou cinq jours ; il s'agit alors de sujets chez lesquels la maladie est restée limitée aux parties primitivement envahies. Le plus ordinairement, la guérison ne se fait que du septième au neuvième jour de l'éruption ; la période prodromique ou d'invasion a une durée qui varie entre douze heures et trois jours.

Période de terminaison. — L'éruption érysipélateuse, après avoir atteint les divers points de la face et fait le tour du cou et de la nuque, s'arrête. La fièvre cesse ; le pouls perd de sa fréquence et de son ampleur, la température tend à revenir à son degré normal. La défervescence se fait brusquement dans un très grand nombre de cas : « si brusquement même, dit M. Raynaud, que dans l'espace d'une nuit la chaleur tombe à son niveau normal, 37° environ ». Cette marche est surtout modifiée par une crise telle que l'apparition des règles, les épistaxis ou la diarrhée, bien que cette influence ne s'exerce pas d'une manière constante.

La tuméfaction de la face cesse, la peau se ride, se dessèche ; des plaques assez larges d'épiderme se détachent et tombent, laissant une coloration brunâtre et un léger œdème de la peau ; la guérison est complète dans ces cas en huit ou dix jours. Quand l'érysipèle a atteint le cuir chevelu, on constate une chute abondante des cheveux

OBSERVATION III.

Érysipèle de la face, modifié par une épistaxis abondante.
(Empruntée à BOURNEVILLE.)

Malherbe, 47 ans, coiffeur, est entré le 19 janvier 1868, à l'hôpital Saint-Louis, salle Napoléon, nº 66.

Habitudes alcooliques. A l'âge de 22 ans, érysipèle du nez, qui aurait débuté par un coryza.

Actuellement, 10 janvier, érysipèle occupant le nez, les paupières des deux côtés et les pommettes. — Ipéca 2 gram. ; tartre stibié 0,05 centigr. Le soir, extrait thébaïque 0,10 centigr.

11. Vomissements et selles abondantes ; dans la nuit, *épistaxis*, à la suite de laquelle le malade s'est trouvé beaucoup mieux. Il demande à manger ; l'érysipèle a diminué. .

12. Desquamations de la face ; état général excellent.

16. Toute trace d'érysipèle a disparu et il ne reste plus que la desquamation, qui continue.

OBSERVATION IV.

Érysipèle de la face. — La marche de la température n'a été modifiée en aucune façon par l'apparition des règles.
(Empruntée à la Thèse de M. COURBON[1].)

U. M..., 20 ans, entre à l'Antiquaille pour un lupus des lobules et des ailes du nez.

13 juillet 1871. Sans cause connue, apparaît une rougeur très vive sur la joue droite. Les ganglions sous-maxillaires sont engorgés et douloureux ; il y a des nausées et une céphalalgie violente. Soir, T. 39º,8. — Purgatif.

14. La joue et l'oreille gauche sont envahies, nausées. Matin, T. 38º,8 ; soir, T. 39º,4.

15. La rougeur a gagné le front. Vomissements abondants. Rougeur de l'oreille droite. Les règles coulent aujourd'hui, leur époque habituelle. Matin, T. 39º,2 ; soir, T. 39º,2.

16. Matin, T. 38º,2 ; soir, T. 39º,6.

17. Matin, T. 38,4 ; soir, T. 39º. La rougeur diminue sur les joues.

[1] Érysipèle chez les scrofuleux, Thèse de Paris, 1872, nº 41.

18. Matin, T. 37°,4 ; soir, T. 38°. La rougeur a disparu sur la face, l'état général est bon et la malade demande à manger.

19. Matin, T. 36°,8 ; soir, T. 37. La malade paraît guérie.

Trois jours après, le 23, nouvelle céphalalgie, nausées. La rougeur se manifeste de nouveau sur les joues et le nez. Angine très pénible, et à l'examen rougeur très vive de l'isthme du gosier. Matin, T. 38°,4 ; soir, 40°.

24. La rougeur occupe la face tout entière. Matin, 38°,6 ; soir, 39°,2.

25. L'érysipèle n'envahit pas davantage. Persistance de la rougeur. Matin, T. 37°,8 ; soir, 39°.

26. La peau commence à se rider à la face. Matin, T. 37° ; soir, 37°,6.

27. Desquamation. Guérison.

Complications. — Mais l'affection érysipélateuse est loin de suivre toujours une marche aussi régulière. A chacune des périodes peuvent survenir des complications générales ou locales qui entravent sa marche ou aggravent son pronostic.

L'érysipèle, par lui-même, porte une atteinte profonde aux forces du malade, qu'il débilite ; mais, suivant la constitution du malade et le tempérament de l'individu, il peut revêtir les caractères inflammatoire, bilieux, catarrhal. L'embarras gastrique existe à peu près normalement dans tous les cas. Falot a observé des érysipèles avec complication de symptômes typhoïdes et d'état rémittent. Ces complications peuvent donner lieu, comme nous le verrons plus loin, à des variétés d'érysipèles.

Parmi les complications locales qu'on peut observer dans le cours de l'érysipèle, la plus fréquente est le délire, fort bien étudié par Trousseau, Jaccoud, Castan. Nous citerons aussi le travail de Magne[1]. Ce symptôme, toujours si effrayant pour les assistants, est loin d'avoir, dans tous les cas, la même signification. Tantôt mais assez rarement sympathique de l'état de souffrance de l'estomac, dans le plus grand nombre des cas, ou plutôt presque toujours, suivant Jaccoud, il est produit par une anémie cérébrale compensatrice, suite de la fluxion de la peau, et par l'excitation réflexe transmise à l'encéphale par les rameaux de la cinquième paire ; souvent il est provoqué par les habitudes alcooliques du malade ; enfin, par exception, le dé-

[1] Magne ; Du Délire dans l'érysipèle de la face (*Montpellier médical*, 1864).

lire est l'expression d'une méningite ou d'une thrombose des sinus. Ces derniers faits sont extrêmement rares, les accidents cérébraux coïncident alors avec une recrudescence fébrile notable, avec des contractures et des vomissements, et la rougeur cutanée pâlit ou s'éteint par suite de la phlegmasie interne et du collapsus qu'elle détermine plus ou moins promptement. Deux ordres de causes peuvent donner lieu à cette méningo-encéphalite.

On peut l'observer indépendamment de toute disparition brusque de l'éruption, ou bien elle résulte d'une métastase.

OBSERVATION V.

Érysipèle de la face et du cuir chevelu; souffle systolique à la pointe. — Albuminurie. — Délire. — Mort. — Autopsie.
(Empruntée à la Thèse de Sevestre.)

R..., âgé de 29 ans, menuisier, entre, le 19 juin 1872, à l'hôpital Lariboisière, dans le service de M. Jaccoud (salle Saint-Jérôme, n° 30). Toujours bien portant jusqu'alors, cet homme se sentait déjà un peu indisposé depuis quelques jours, lorsque, le malaise qu'il éprouvait ayant augmenté, il dut cesser son travail le dimanche 16 juin ; ce jour-là aussi, il remarqua une plaque rouge sur le côté gauche du nez. Pas d'angine ni de coryza au début. Au moment de l'entrée, rougeur érysipélateuse s'étendant à tout le côté gauche de la face, y compris l'oreille. Quelques phlyctènes sur le pavillon de l'oreille. Langue un peu sèche. Examen du thorax négatif. T. axill. 41°,2 ; P. 88.

Le 20, matin. Même état local depuis hier soir, le malade a eu plusieurs selles diarrhéiques. Nuit tranquille ; urines albumineuses (précipité abondant au-dessous d'une couche d'urate également assez épaisse). P. 76 ; T. 39°,5.

Soir. P. 92, T. 40.

21. Un peu d'agitation cette nuit ; léger souffle au premier bruit à la pointe du cœur. P. 72 ; T 39,9. — Vin de quinquina 250 gram.

Soir. P. 80 ; T. 40°,5.

22. Délire pendant la nuit (on a dû attacher le malade) ; la diarrhée a cessé. L'éruption est en voie de décroissance à la face, mais paraît s'étendre au cuir chevelu. P. 84 ; T. 39°,8.

Soir. P. 94 ; T. 40°,3 ; R. 32. La respiration paraît un peu gênée, il n'y a cependant rien d'anormal à l'auscultation du poumon ; même état du cœur.

23. Envahissement du cuir chevelu et même du côté droit de la face ; nuit en-

core très agitée, cependant un peu moins que la veille. L'albuminurie persiste ;
souffle cardiaque un peu plus accentué. P. 88 ; T. 39°,8.

Soir. P. 100 ; T. 39°,9. Le délire a persisté toute la journée, plus intense
que jamais ; délire bruyant, présentant les caractères du delirium tremens.
Eruption stationnaire ; dans la nuit, le délire s'accroît encore, et le malade
meurt à six heures du matin, le 24 juin, après avoir eu à quatre heures un
violent frisson.

Autopsie. — Congestion sanguine légère et infiltration séreuse de la pie-mère.
L'encéphale, en particulier au niveau du bulbe, ne paraît pas congestionné.

Congestion intense des deux reins.

Cœur. — On ne trouve pas de lésions inflammatoires bien nettes sur l'endocarde, seulement la valvule mitrale présente une épaisseur un peu anormale ;
petit caillot dans le ventricule gauche. L'endocarde, dans toute son étendue, est
teint en rouge par le sang. Le tissu musculaire est mollasse.

Congestion pulmonaire aux deux bras.

Rien dans l'intestin, ni au duodénum, ni ailleurs ; il n'y a même pas de rougeur.

L'influence fâcheuse de l'érysipèle est surtout évidente sur le cœur et
sur les reins. Si l'on ausculte le cœur des érysipélateux, il n'est pas rare
d'y trouver des bruits de souffle plus ou moins durables, signes d'endocardite. C'est surtout dans ces dernières années que ces lésions ont été
recherchées, et comme elles coïncident avec ce qui se passe dans les
rhumatismes, on s'est demandé s'il n'y avait pas quelques analogies
entre les deux affections érysipélateuse et rhumatismale.

«Dans le cours de l'érysipèle, dit Sevestre[1], les manifestations, du côté
du cœur, sans être fréquentes, le sont cependant assez pour que l'on ne
puisse les considérer que comme le résultat de coïncidences fortuites. Elles
sont de deux sortes : tantôt la lésion affecte l'endocarde et plus rarement
le péricarde, tantôt elle porte sur le myocarde.

L'endocardite peut se montrer dès le début de l'érysipèle ; elle peut se
développer lorsqu'il est terminé ; mais dans le plus grand nombre de cas
elle apparaît lorsque l'éruption cutanée est en activité.

[1] Sevestre; Des manifestations cardiaques de l'érysipèle de la face. Thèse de Paris, 1874,
n° 99.

Sa durée est variable ; elle disparaît ordinairement à peu près en même temps que l'érysipèle, quelquefois avant lui, mais elle peut laisser une lésion persistante.

La péricardite est plus rare : elle est ordinairement sèche, limitée et presque toujours associée à l'endocardite. La péricardite avec épanchement a été observée, mais d'une façon presque exceptionnelle.

La myocardite et la dégénérescence graisseuse des fibres musculaires du cœur peuvent être observées dans l'érysipèle, comme dans la variole, la fièvre typhoïde ou autres affections analogues.

Du côté du rein, l'érysipèle, comme les brûlures étendues, détermine parfois une fluxion rénale intense avec albuminurie passagère, mais il est rarement le point de départ d'une néphrite catarrhale, plus rarement encore d'une néphrite brightique [1].

Récidives. — Loin d'amener une innocuité, comme on le voit pour les fièvres éruptives, l'érysipèle, au contraire, dispose l'individu une première fois atteint à en réaliser une série d'autres ; parfois la cause de ces récidives est appréciable (maladie du foie, troubles menstruels) ; mais le plus souvent il est impossible de s'expliquer ces apparitions successives d'une même éruption ; quelques auteurs l'attribuent alors à une impressionnabilité plus grande de la peau.

ANATOMIE PATHOLOGIQUE.

L'affection érysipélateuse détermine, chez les individus qui en sont atteints, des lésions locales du côté de la peau, le tissu cellulaire sous-cutané, les ganglions, et des lésions générales comprenant les modifications du sang et les altérations des viscères.

Lésions locales. — Du côté de la peau, l'érysipèle de faible intensité laisse peu de traces après la mort ; l'adhérence de l'épiderme est simplement diminuée. Si l'éruption a été plus intense ou sa durée plus longue, on

[1] Relations de l'érysipèle avec les affections rénales. Thèse de Paris, 1876, n° 77.

trouve des taches brunâtres ou violacées. Le tégument œdémateux conserve l'empreinte du doigt, l'épiderme est soulevé par de la sérosité quelquefois louche et purulente. Si ces phlyctènes sont rompues, il se forme des croûtes minces. Le derme qu'elles recouvrent est injecté, infiltré, friable. Renaut[1] a donné une excellente description de ces diverses lésions. Sur une coupe, on voit la peau épaissie, sa cohésion et son adhérence au tissu sous-cutané sont augmentées ; on trouve parfois des petits abcès et des plaques gangréneuses.

Le système capillaire de la région présente parfois de la phlébite ; les lymphatiques injectés sont remplis d'un liquide purulent ou de pus véritable ; suivant le point de vue auquel les auteurs se sont mis, les uns ont considéré l'érysipèle comme une phlébite capillaire, les autres comme une inflammation des lymphatiques de la peau. Gosselin a réfuté cette dernière hypothèse en montrant combien il était difficile de distinguer la lésion des lymphatiques de celle du réseau sanguin. Vulpian a publié en 1868, dans les *Archives de Physiologie*, une Note dans laquelle, exposant le résultat d'une autopsie, il annonça que, contrairement à l'opinion admise, les lésions anatomiques de l'érysipèle ne consistaient pas seulement en une congestion du derme avec exsudation séreuse, mais que la peau renfermait, en outre, un grand nombre de globules blancs disséminés irrégulièrement. « La peau est épaissie, dit-il, et l'épaississement porte uniquement sur le derme, qui contient un nombre considérable de leucocytes...» Renaut a étudié plus tard cette infiltration des globules blancs dans le derme, il a constaté qu'elle se fait au début de la maladie, autour des ramifications vasculaires. Ce sont les globules blancs du sang qui, conformément à la théorie de Conheim, s'échappent à travers les parois des vaisseaux. Ces globules extravasés sont résorbés par les lymphatiques. « Dans les érysipèles même assez peu intenses par l'éruption, dit Renaut, les capillaires lymphatiques semblent être l'aboutissant des globules blancs infiltrés, comme d'un autre côté les vaisseaux sanguins paraissent être leur point d'origine. » La disparition des globules blancs commence

[1] Renaut ; Contribution à l'étude anatomique et clinique de l'érysipèle et des œdèmes de la peau. Paris, 1873.

vers le deuxième jour, et le troisième ou le quatrième on n'en trouve plus de trace.

Renaut a résumé dans les propositions suivantes l'état actuel de nos connaissances anatomo-pathologiques relatives à l'érysipèle :

1° Les lésions produites dans la peau par l'érysipèle n'ont rien de particulier à cette maladie ; ce sont celles qu'on rencontre dans tous les cas d'inflammation simple et consistent :

Dans une infiltration de globules blancs ;

Dans une exsudation de sérosité ;

Dans la prolifération des cellules fixes du tissu conjonctif.

2° Les globules blancs viennent incontestablement des capillaires sanguins.

3° Ils sont repris en majeure partie par les lymphatiques, et quand le transport est très actif ces derniers s'enflamment consécutivement.

Du côté du tissu cellulaire sous-cutané, l'infiltration de sérosité et la rougeur indiquent une participation de ce tissu à l'inflammation. « Le tissu cellulaire sous-cutané prend à l'inflammation de la peau une part considérable, dès que l'érysipèle a acquis son maximum d'intensité. » Les régions où la peau est mince et le tissu cellulaire dépourvu de graisse, comme aux paupières, sont surtout le siège de cette tuméfaction. L'infiltration peut être purulente et diffuse.

Les ganglions correspondant aux lymphatiques de la région malade sont altérés. Renaut a constaté qu'ils présentent à un haut degré des traces d'inflammation consistant dans l'accumulation d'une grande quantité de cellules lymphatiques dans leur stroma réticulé.

Les *lésions générales* consistent dans une diffluence, à peu près constante, du sang. Bouillaud et Monneret ont constaté que le sang tiré de la veine d'un érysipélateux pendant sa vie était plus fluide que dans l'inflammation franche.

Nepveu [1], ancien interne des hôpitaux, dans un travail sur l'érysipèle, examina le sang pris sur des individus atteints d'érysipèle, et, s'étant en-

[1] Nepveu ; *loc. cit.* Paris, 1872.

touré des précautions nécessaires pour éviter toute erreur, il trouva, sur dix observations, neuf fois des bactéries ; le dixième cas était un érysipèle au déclin, et Nepveu en conclut :

« Il existe des bactéries en assez grand nombre dans le sang extrait d'une piqûre faite sur une plaque d'érysipèle ; il en existe, mais moins, dans le sang pris en tout autre point que sur la plaque d'érysipèle. La variété de bactérie trouvée a toujours été le *bacterium punctum* d'Ehrenberg ; les bactéries qui existent dans l'érysipèle traumatique paraissent aussi exister dans les érysipèles dits spontanés. Cette présence de bactéries dans le sang des érysipélateux a été soupçonnée par Volkmann, qui se demande si, dans son principe, l'érysipèle est un poison ou un ferment [1].»

Les viscères ne présentent rien de spécial à l'érysipèle ; si on trouve des lésions, elles sont produites par les complications : ainsi, les adénites suppurées, les phlegmons avec ou sans fusées purulentes, les épanchemens divers, les altérations pulmonaires variables et surtout les pneumonies hypostatiques. La dégénérescence des fibres musculaires du cœur peut être rapportée à l'élévation parfois excessive de la température. Le tube intestinal [2] présente, surtout dans le duodénum, des lésions analogues à celles qui ont été signalées dans les cas de brûlures étendues de la peau ; on voit d'abord l'hypertrophie des éléments glandulaires de la muqueuse et plus tard des ulcérations.

DIAGNOSTIC.

Diagnostic direct.—Il est difficile de reconnaître, au début, la maladie à laquelle on aura affaire ; mais plus tard, quand l'éruption est réalisée, on peut porter un diagnostic certain. L'engorgement primitif des ganglions sous-maxillaires peut déjà faire penser à un érysipèle de la face; l'apparition de plaques rouges à bord saillant faisant bourrelet ne laisse plus de doute.

[1] Nepveu; Présence des bactéries dans le sang des érysipélateux (Soc. de Biologie, 1870).
[2] Larcher ; Archives de Médecine, 1866, pag. 689.

5

La propagation au cuir chevelu, dit Racle [1], s'annonce par une douleur de tête ordinaire ; puis, à mesure que se produit la tension congestive de la peau, la douleur change de caractère et devient tensive, gravative; elle est tout à fait superficielle et devient très vive par la pression ; le malade se retire et crie comme quand on touche un phlegmon sous-cutané, et ce caractère attire alors l'attention vers la peau elle-même. On cherche s'il existe de l'empâtement œdémateux du cuir chevelu, de l'engorgement aigu douloureux des ganglions cervicaux et sous-maxillaires ; quelquefois on remarque au haut du front une coloration rougeâtre qui semble descendre du cuir chevelu, ou une espèce de bourrelet formé à la naissance des cheveux par la peau tuméfiée et des stries rouges (angioleucite) sur le front lui-même ; mais on ne doit pas s'attendre à rencontrer la coloration rouge du cuir chevelu, cette portion de la peau conservant toujours sa teinte blanche dans toutes les formes d'érysipèle.

DIAGNOSTIC DIFFÉRENTIEL. — L'affection érysipélateuse doit être distingué des nombreuses manifestations cutanées avec lesquelles elle a été longtemps confondue. L'erreur dans laquelle tombent encore certains auteurs provient de ce qu'ils ne considèrent pas tous les points de vue de la question ; c'est ainsi que quelques chirurgiens persistent à la considérer comme une lymphangite.

L'érysipèle, comme l'a démontré Follin[2], offre plus d'un point de contact avec la lymphangite : dès le début, les ganglions sont engorgés, douloureux, et la douleur se manifeste par plaques successives ; mais dans l'érysipèle, il n'y a point de stries roses, de réseaux, de plaques disséminées et séparées par des espaces sains comme dans la lymphangite. L'affection érysipélateuse de nature ambulante apparaît successivement dans des points différents sans relation avec le trajet commun des vaisseaux lymphatiques ; mais les bords de la rougeur sont saillants, festonnés, ce qui n'existe pas dans la lymphangite. Enfin l'érysipèle se termine ordinairement par résolution.

[1] Traité du diagnostic médical. Paris, 1878.
[2] Follin : Traité de pathologie interne, 1875.

DIAGNOSTIC DES COMPLICATIONS. — Les congestions pleuro-pulmonaires qui surviennent dans le cours de l'éruption peuvent être dues à l'érysipèle lui-même ou à une affection catarrhale ; ce qui distingue surtout ces deux variétés, c'est la profondeur des tissus intéressés et la durée des lésions. Quand elle est de nature catarrhale, elle porte surtout sur la muqueuse des bronches et la durée est longue ; si au contraire elle résulte de l'érysipèle, sa marche est rapide ; la plèvre et le poumon sont pris ; puis tout disparaît dans le thorax, et l'érysipèle se manifeste à l'extérieur au bout de six à huit jours. Quelquefois on observe la marche inverse : ainsi, un individu était guéri d'un érysipèle quand tout à coup, le matin, on constata de la congestion d'un côté ; le soir, la congestion s'était déplacée de l'autre côté ; plus tard les deux côtés furent pris et il se fit un double épanchement : c'était un érysipèle interne, et il y avait en même temps élévation de température à 40°.

PRONOSTIC.

Les cas de mort à la suite d'érysipèle de la face sont rares ; il n'y a qu'un seul décès sur cinquante malades, d'après Trousseau. L'érysipèle de la face est moins grave que celui du tronc ; le danger réside surtout dans la marche et les complications. Grave quand il survient à la suite des maladies, il peut devenir dangereux quand il s'étend progressivement à tout le corps. Il peut se propager aux muqueuses jusqu'aux poumons. L'érysipèle par lui-même présente toujours une certaine gravité ; c'est en effet une affection spéciale de nature inconnue, sérieuse comme toutes les maladies éruptives, et sur laquelle on n'a pas d'action. Dans certains cas surtout, il est facile de voir qu'il y a véritable intoxication, ainsi dans l'érysipèle contagieux. L'érysipèle est grave dans les épidémies.

D'une manière générale, dit Follin, l'érysipèle simple de la face est une maladie aiguë peu grave. Les métastases, l'extension de la maladie aux centres nerveux sont, d'après M. le professeur Castan, les seuls accidents qu'il faille redouter.

OBSERVATION VI.

Érysipèle de la face et du cou.— Subdélirium, puis délire.— Pansement au sulfate ferreux.—
L'érysipèle poursuit sa marche, gagne le dos. — Mort.
(Empruntée à la Thèse du Dr RITH[1].)

Le nommé Lavenant, âgé de 22 ans, apprenti marin à bord de *la Bretagne*,
entre à la salle 5, le 14 décembre 1872.

A son entrée on constate : faciès rouge, somnolence, impossibilité d'obtenir
des renseignements. Pouls fréquent, peau chaude. La région parotidienne gauche présente de la rougeur, de la douleur, de la chaleur, du gonflement, de
l'empâtement. P. 108 ; T. 39°,2.

Le 16, l'état général a empiré ; les phénomènes persistent. Les bords de la
surface entamée malade sont déchiquetés, irréguliers et saillants. La rougeur
érysipélateuse a envahi complètement l'œil droit, le nez et la joue du même
côté ; quelques phlyctènes sur les téguments malades ; langue humide, sabur-
rale; constipation, peau chaude. P. 104; T. 39°,8. Légère bronchite.—Bouillon,
limonade tartarisée, julep diacodé à 20 gram., un verre eau de sedlitz, alcoolature d'aconit 2 gram.; pansement au sulfate ferreux et coton.

Du 17 au 20. Pendant ces trois jours, la rougeur érysipélateuse envahit complètement le côté droit de la face. Température toujours élevée, 39°,3 et 40°,2 ;
pouls petit, fréquent, 108. Subdélirium continu.—Même régime. Sulfate de quinine 0,50 centigram.; pansement au sulfate ferreux.

Le 20. Délire continu, peau très chaude, dyspnée ; l'érysipèle a gagné la
région postérieure du cou et la partie supérieure du dos ; le cuir chevelu est
aussi envahi, mais on ne remarque pas d'engorgement des ganglions occipitaux.
P. 120 ; T. 39°,5.

Du 20 au 25, jour de son décès, le malade présente continuellement du délire,
de l'agitation ; langue sèche, rôtie. Température élevée, 39°8 à 40°1. L'érysipèle
a envahi tout le cou, à l'exception de la partie antérieure, et toute la surface du
dos jusqu'à la région fessière.

Le degré de gravité du pronostic dépend surtout des complications.
Les troubles nerveux et le délire n'ont rien d'inquiétant, la guérison est
la règle ; néanmoins quelques accidents peuvent aggraver la situation et

[1] Rith ; Essai sur la nature et la contagion de l'érysipèle. Thèse de Paris, 1875, pag. 62.

assombrir le pronostic. L'érysipèle ambulant, qui gagne les autres parties du corps, détermine par sa durée l'affaiblissement du sujet. L'érysipèle peut être accompagné d'endocardite ou de péricardite ; on peut se demander si ces manifestations cardiaques ne sont pas de nature rhumatismale, le rhumatisme et l'érysipèle ayant entre eux d'étroites connexions ; mais habituellement ce rhumatisme n'est qu'un pseudo-rhumatisme, et les manifestations articulaires de l'érysipèle sont considérées comme des arthrites de nature infectieuse.

« Nous avons vu, ajoute Dieulàfoy [1], que l'érysipèle de la face n'est parfois que la propagation d'un érysipèle de la gorge ; le contraire peut avoir lieu, et l'exanthème, ayant débuté par la face, peut gagner le pharynx et le larynx, les bronches, le poumon (Straus), et provoquer la laryngite œdémateuse. La bronchite et la pneumonie érysipélateuse sont des accidents terribles qui justifient l'assertion de Cornil : l'érysipèle qui rentre est plus grave que l'érysipèle qui sort.

Les érysipèles qui surviennent chez les cachectiques, les brightiques, les diabétiques, les alcooliques, sont d'un pronostic souvent funeste.

Dans quelques circonstances, dans quelques épidémies d'érysipèle qui coïncident ou non avec des épidémies de fièvre puerpérale, l'érysipèle devient particulièrement contagieux et revêt une gravité exceptionnelle. Il faut ajouter que ces foyers épidémiques, d'après les différentes relations qui en ont été faites, ont presque toujours eu pour origine un érysipèle traumatique ou chirurgical.

L'érysipèle est parfois une heureuse complication qui peut déterminer la guérison de maladies chroniques : ainsi l'érysipèle qui survient dans les cas de maladies cutanées rebelles. »

---

[1] Dieulafoy ; Pathologie interne, 1884.

NATURE DE L'ÉRYSIPÈLE DE LA FACE ; VARIÉTÉS CLINIQUES.

L'historique rapide que nous avons présenté au début de ce travail nous a montré combien étaient nombreuses les dissidences qui ont régné et règnent encore sur la nature de l'érysipèle. Pour les uns, c'est une dermite pure et simple, une affection toute locale ; pour les autres, c'est une affection générale, un pseudo-exanthème ou un empoisonnement par une matière septique, une sorte d'infection de sang.

Considérée en elle-même, l'éruption érysipélateuse est bien une dermite ; mais cette inflammation des téguments n'est pas tout dans l'érysipèle de la face ; ce n'est que la manifestation locale d'un état général, maladie générale de nature infectieuse, due à une intoxication putride spéciale et spécifique, se rapprochant beaucoup des fièvres éruptives et appartenant comme elles à la grande classe des maladies infectieuses ; telle est l'opinion de l'École de Montpellier et de Gosselin, M. Raynaud, Trélat, Verneuil ; nous allons essayer d'en démontrer la réalité.

Bien qu'on ne connaisse pas le poison qui engendre l'érysipèle, son existence ne saurait être niée.

OBSERVATION VII.

Érysipèle de la face chez un homme atteint de nécrose de la branche droite du maxillaire inférieur. — Rechute plus grave que la première atteinte. — Guérison.
(Recueillie par le Dr FOURNAC pendant son internat à Marseille.)

J..., sujet italien, 44 ans, bien constitué, tempérament sanguin, sans antécédents héréditaires. Longtemps employé à la construction des voies ferrées, aux percements des tunnels ; il y a dix ans, il a été atteint de rhumatisme pendant six mois. Il a eu les fièvres d'Afrique.

En 1876, au Caire, il se fit arracher la troisième molaire ; il en est résulté une inflammation ; puis une nécrose de l'os ; à la joue droite on voit des trajets fis-

---

[1] De la nature de l'érysipèle et de ses relations avec les maladies infectieuses (*Union méd.* — *Gazette hebdom.*, 1873.)

tuleux. En août, un premier érysipèle se déclara : d'abord la plaie devint douloureuse et le malade fut saisi d'un malaise extrême avec frissons ; la rougeur et la tuméfaction des téguments commençant par la joue droite gagne par poussées successives en avant et en arrière jusqu'à ce que les deux bords saillants aient fait le tour et se soient réunis sur la joue opposée.

Au bout de huit jours, il se croyait guéri, lorsque, ayant fait une imprudence, l'érysipèle reparut. Cette rechute, d'ordinaire bénigne et de moindre durée, fut ici assez grave : l'éruption, qui avait épargné le cuir chevelu, se propagea jusqu'à lui ; il se forma sur six points des abcès qu'on fut obligé d'ouvrir ; il fut malade pendant vingt jours.

Le dimanche 18 février, étant en traitement à l'hôpital, où il y avait des érysipèles, il ressentit d'abord une douleur vive du côté de la plaie, puis un malaise extrême et des envies de vomir. Les forces lui manquèrent tout d'un coup ; il eut de la peine à se mettre au lit ; bientôt de violents frissons, des tremblements s'emparèrent de lui et durèrent une heure environ. Nuit agitée ; douleurs vives du côté de la plaie.

19. Rougeur et tuméfaction de la joue droite.

20. Nuit mauvaise, insomnie, rêves. Fièvre intense ; l'éruption s'est considérablement propagée. Déjà la moitié droite du visage est atteinte ; la peau est rouge, tendue, luisante ; il n'y a pas de phlyctènes. Le nez est gonflé ; les paupières de l'œil droit tuméfiées ; l'aspect général de l'éruption est celui d'une large plaque rouge, à bords saillants ; la limite est nette entre la peau saine et celle qui est envahie. Nausées, soif vive, pas d'appétit.

Ipéca...,..................... 1 gram.
Tartre stibié............... 0, 50 centigr.
Tisane de chiendent nitrée.

21. Fièvre très marquée, l'éruption poursuit sa marche ; du côté gauche, elle gagne l'oreille et commence à abandonner les points primitivement atteints. Le malade est méconnaissable : le visage tuméfié, les paupières gonflées, la peau rouge, luisante, sans œdème ; impossible de la déprimer avec le doigt ; sur tous les points, sensation de brûlure, contact douloureux.

22. Fièvre ; éruption gagne l'oreille gauche et la nuque ; desquamation à la face.

25. L'éruption, qui a fait le tour de la tête, semblait terminée, quand ce matin, sans cause appréciable, elle envahit de nouveau de droite à gauche les parties de la face qu'elle vient d'abandonner et où la desquamation se faisait. Tout le côté droit se prend de nouveau.

26. L'éruption occupe toute la face, mais la tension est moindre que la pre-

mière fois. Elle gagne ensuite la nuque et abandonne la face. Au bout de quelques jours, elle cesse.

Toute solution de continuité des téguments peut être considérée comme une porte ouverte aux agents infectieux et favorise leur introduction dans l'organisme. Mais le traumatisme n'est pas indispensable, comme le croient certains auteurs ; l'agent érysipélateux peut s'introduire par les muqueuses des voies digestives et respiratoires, et même dans certaines conditions il se forme de toutes pièces dans l'organisme. Tel est pour nous le mode d'origine et de développement qui, à ce point de vue, se rapproche beaucoup des maladies infectieuses ; nous n'avons pas à discuter toutes les causes si nombreuses qu'on a assignées à cette maladie, et si nous mettons en doute l'efficacité d'un grand nombre d'entre elles, nous n'admettons les autres qu'à titre de causes exceptionnelles.

L'érysipèle se rapproche encore des maladies zymotiques par sa marche régulière et le cycle défini qu'il présente. L'analogie qu'il présente avec quelques-unes d'entre elles, les fièvres éruptives par exemple, est si grande que certains auteurs n'ont pas hésité à la ranger à côté de la variole et de la rougeole. Les manifestations diverses observées pendant la durée de l'érysipèle confirment encore ce rapprochement avec les maladies infectieuses : ainsi les maladies du cœur, endocardite, péricardite, les lésions rénales, anasarque avec ou sans albuminurie. On connaît les relations qui existent entre l'affection érysipélateuse et certaines maladies infectieuses : on a signalé les rapports avec la fièvre pernicieuse, la dysenterie, la diphtérie, l'ophtalmie purulente, la pourriture d'hôpital, la fièvre puerpérale. Ces derniers notamment sont déjà indiqués depuis longtemps ; les observations en sont nombreuses. «Bien qu'on ne connaisse pas la nature intime de l'érysipèle, dit M. le professeur Combal, il a une évolution, une marche, et réclame une thérapeutique qui le fait confondre avec les maladies aiguës spécifiques.»

Les lésions générales qui ne sont ni constantes, ni caractéristiques, et qui n'ont dans leur existence et leur siège rien de spécial, servent aussi à établir le rapprochement entre l'érysipèle et les maladies infectieuses, les lésions locales présentent des caractères analogues à ceux de la pustule variolique.

Le nombre incalculable de méthodes de traitement proposées depuis le commencement de ce siècle, et dont on peut se faire une légère idée en consultant les différentes revues [1], indique aussi qu'on n'est point en présence d'une affection locale. On n'a rien pour arrêter l'exanthème ou pour enrayer sa marche ; aucun moyen n'a pu détruire le principe infectieux inconnu. Aussi, comme pour le plus grand nombre de maladies infectieuses, on se contente de traiter les symptômes et de se guider d'après les indications fournies par la marche de la maladie.

Enfin, comme dernière analogie avec les maladies infectieuses, nous avons vu que. comme elles, l'érysipèle est épidémique et contagieux.

L'érysipèle est donc une affection générale de nature infectieuse, présentant un grand nombre d'analogies avec les fièvres éruptives et le typhus. Si on ne peut l'assimiler à une de ces maladies, on peut du moins le ranger dans la grande classe des maladies infectieuses.

Variétés cliniques.—En étudiant les divers cas d'érysipèle de la face qui ont été soumis à notre observation, nous avons pu nous convaincre que, s'ils présentent entre eux des analogies, ils offrent aussi de nombreuses différences.

Dans tous les cas, nous avons trouvé les mêmes symptômes locaux : tuméfaction, chaleur, douleur, altération de nutrition (exsudat, phlébite, lymphite) ; et pourtant, entre tel malade et tel autre, que de différences suivant l'âge, la profession, l'époque où il a contracté l'affection érysipélateuse, etc. ! Sera-t-il permis de dire qu'il y a différentes espèces d'érysipèles ? Non ; car l'érysipèle est un, la maladie est identique, unique, toujours la même ; il n'y a qu'un seul érysipèle. Mais les causes générales varient : le terrain sur lequel l'érysipèle se greffe, les conditions atmosphériques, etc., ont une influence considérable ; par suite, l'affection érysipélateuse reste rarement simple, elle se complique, et ces complications donnent lieu à des *variétés*

---

[1] Da Costa Alvarenga ; Travail critique des moyens thérapeutiques employés contre l'érypèle. Lisbonne, 1873.

cliniques que nous allons essayer de grouper en quelques types principaux. Nous montrerons plus tard combien l'étude des variétés de l'érysipèle est importante pour poser les indications et instituer un traitement rationnel.

Et d'abord, suivant les conditions de faiblesse ou de vigueur dans lesquelles se trouvaient les malades, nous avons observé chez eux deux variétés : l'érysipèle inflammatoire sthénique, ou au contraire l'érysipèle asthénique, entièrement opposé au premier.

Chez les individus à tempérament sanguin, pléthoriques, bien constitués, toujours bien portants et bien nourris, présentant en un mot l'ensemble des conditions favorables à la réalisation d'une inflammation, la constitution atmosphérique s'ajoutant, l'état inflammatoire s'est combiné avec l'affection érysipélateuse ; il en est résulté un *érysipèle inflammatoire sthénique.*

OBSERVATION VIII (personnelle).

Érysipèle de la face. — Variété sthénique subaiguë. — Débute par le nez; envahit rapidement toute la face. — Épistaxis répétées, abondantes. — Légère céphalalgie. — Révulsion du côté du tube digestif et des membres inférieurs. — Guérison.

Pierre Jaoul, marin, 22 ans, vigoureux ; sujet à avoir des maux de gorge et des glandes au cou.

I. Le soir du 13 mai 1881, s'étant exposé au vent, frissons répétés, malaises, céphalalgie, et dans la nuit léger gonflement de l'aile droite du nez.

II. Le 14, suivant la prescription d'un médecin de la ville, il prend un purgatif salin, 30 gram. sulfate de soude.

III. Le 15 il est porté à l'Hôtel-Dieu dans le service de M. Fabre. Le gonflement du nez a augmenté ; le diagnostic érysipèle est facile à poser. Langue blanche, pas d'appétit. — Prescription : ipéca 1gr,40, tartre stibié 0gr,03. Fièvre assez marquée ; pouls fréquent, un peu irrégulier ; impulsions cardiaques énergiques ; léger bruit de souffle au premier temps, résultat probablement de la fièvre. Soir, T. 40°,6.

IV. 16. La langue est moins chargée qu'hier ; l'éméto-cathartique a déterminé plusieurs vomissements, mais pas de selles. — Tartre 5 centig. pour un demi-litre d'eau ; une petite tasse toutes les deux heures pour détourner le mouvement fluxionnaire, trop intense du côté de la face; saupoudrer d'amidon.

Soir, T. 40°,3. Épistaxis abondante ; gonflement considérable, d'emblée rapide, sans poussées appréciables sur les joues, les paupières, le front, le nez, la lèvre supérieure ; pas trop de douleur ; quelques picotements avec sensation de chaleur.

V. 17. P. 80; T. 38°,5. Gonflement considérable de toute la face ; impossibilité d'ouvrir les yeux ; rougeur et chaleur modérée. Peu de douleur, légère céphalalgie ; a peu dormi la nuit, mais pas de rêves. Ne tousse pas. Du côté du cœur, pas de frottements péricardiques ; tout semble se passer dans l'endocarde. Le tartre stibié a déterminé des selles abondantes toute la nuit ainsi que de légères nausées. — Ce matin, suspendre l'émétique. Bouillon, vin, limonade cuite (expectoration).

Soir. P. 100; T. 41°,2. Le pouls est fréquent, énergique. Le soulèvement en masse des artères du cou, le battement des carotides, indiquent une impulsion vive du cœur. Nouvelle *épistaxis* assez abondante ; peau moite. Gonflement extrême de la face, on ne voit pas commencer la résolution sur les points les premiers atteints ; l'érysipèle semble gagner le cuir chevelu et la nuque ; la douleur est légère. Décubitus dorsal : vertiges et fatigue extrême quand il veut s'asseoir sur le lit. Rien du côté de l'encéphale ; sinapismes aux extrémités.

VI. 18. Épistaxis a été si abondante hier qu'elle a nécessité le tamponnement des fosses nasales.

P. 120; T. 39°,6; R. 36. Bruit de souffle persiste au premier temps et à la pointe. Mouvement fluxionnaire du côté de la tête est trop intense ; il faut détourner, révulser à la peau. — Vésicatoire à la partie externe de l'une des jambes.

Soir. P. 96; T. 40°,6. Soubresauts des tendons ; irrégularités dans les pulsations ; bruit de souffle cardiaque plus marqué. Langue rouge à la pointe. Éréthisme du système circulatoire.

VII. 19. T. 38°,7. Impulsions cardiaques énergiques ; souffle à la base au premier temps et un peu au deuxième. Gonflement de la face diminue. — Continuer médication tempérante.

Soir. P. 96; T. 40°. Desquamation commence à la face, entièrement dégonflée ; nouvelle poussée avec phlyctènes du côté de l'oreille droite et la nuque. Le vésicatoire et les sinapismes semblent avoir produit leur effet révulsif.

VIII. 20. T. 37°,9. Se trouve mieux.

Soir. P. 75; T. 38°. La fluxion du côté de la face est complètement tombée. Le souffle cardiaque est moindre.

19. Matin. T. 36°,6.

Soir. T. 37°,6. Apyrétique. Guérison.

Dans ce cas, il a fallu modérer le mouvement fluxionnaire, trop intense du côté de la tête. — Tartre stibié en lavage ; vésicatoires aux jambes. Sinapismes.

Toutes les fois qu'une maladie se manifeste chez les individus de cette catégorie, alors même qu'elle n'est pas de nature inflammatoire, elle se complique dans cet état.

La variété d'*érysipèle asthénique* s'est présentée au contraire chez les malades où il y avait prédominance de lymphatisme, chez les anémiques: l'érysipèle, avec la débilité qui en résulte, étant venu s'ajouter à un affaiblissement profond de l'organisme.

Mais il faut éviter de tomber dans l'exagération, partant du principe que l'érysipèle est une maladie infectieuse amenant une débilitation. On croit qu'il faut toujours des toniques, et on se trompe ; la débilité n'est pas toujours assez marquée pour devenir une indication. Nous insisterons plus loin sur le côté pratique de toutes ces distinctions et leur utilité pour la thérapeutique.

OBSERVATION IX (personnelle).

Érysipèle de la face chez un individu lymphatique. — Débilité consécutive très marquée. — Vin de quinquina ; potion avec 4 gr. extrait mou de quinquina. — Guérison.

Paul C..., 22 ans, entre à l'Hôtel-Dieu, service de M. Fabre, le 12 avril 1882. Sujet lymphatique. Il y a un mois, contracta une angine dont il souffrit pendant quelques jours.

I. Le 8 avril, frissons, céphalalgie, perte d'appétit ; gonflement du côté gauche de la face ; engorgement des ganglions sous-maxillaires. Les jours suivants, le gonflement se propage, envahit le nez et la joue droite. A son entrée, on constate une rougeur et un gonflement considérable de la face avec phlyctènes ; les bords sont saillants. Langue sale, constipation ; douleur du ventre, légère bronchite.

12. Soir. T. 40°,6 ; P. 90.

13. T. 39°,2. Même état qu'hier. Sinapismes aux extrémités inférieures. — Tisane de chiendent avec 3 gram. de nitrate de potasse.

14. Nouvelles poussées chaque jour ; desquamation sur les points primitivement atteints. Dans le thorax, en arrière, quelques râles humides à la base.

16. Soir. 9e jour de la maladie, chute de la température.

17. Desquamation sur toute la face par petites plaques minces ; déglutition

moins gênée; langue sale ; pas de selles. — Magnésie 2 gram.; tisane de chiendent ; bouillon et vin.

18. T. 36⁰,7. Chute de la température ; apyrexie ; selles abondantes. — Vin de
quinquina 40 gram.; bouillon, vin; magnésie 1 gram.

23. Apyrexie; ralentissement extrême du pouls. P. 48; T. 36⁰,2. Débilité
très marquée. — Potion avec extrait de quinquina, 4 gram. — Guérison.

A côté de cette variété asthénique, nous pourrions placer l'*érysipèle
cachectique*, qui se manifeste chez les individus malades depuis longtemps
ou détériorés par une cause locale : lésion pulmonaire, cardiaque ou par
une maladie générale.

La variété d'érysipèle la plus fréquente est l'*érysipèle bilieux*, l'état
bilieux étant en effet la complication la plus commune.

Quand l'érysipèle se produit par suite des rapports entre le fonctionne-
ment de la peau et des muqueuses, il y a retentissement sur la muqueuse
de l'estomac, les sécrétions se modifient; il en résulte un embarras gastrique. Si le retentissement sur la muqueuse de l'estomac ou des intestins
se propage à l'appareil biliaire, il y a un état bilieux. Pendant l'été, s'il y
a à la fois épidémie d'érysipèle et état bilieux ; les deux se combinent, et
on a l'érysipèle bilieux. C'est dans ces cas qu'on a dit que l'érysipèle n'était
qu'un épiphénomène de l'état gastrique bilieux, d'où indication des évacuants et de l'émétique ; mais on peut répondre que, si l'érysipèle était
un épiphénomène de l'état bilieux, en combattant cet état il devrait disparaître, tandis qu'il poursuit sa marche. Les malades que nous avons observés ont présenté pour la plupart un état gastrique, mais cet état gastrique faisait partie des prodromes, comme dans toutes les affections
générales aiguës.

OBSERVATION X.

Érysipèle phlycténoïde de la face. —État gastrique très accentué, à la fois bilieux et saburral.
— Tartre stibié 0,05 cent. — Épistaxis. — Guérison.
(Due à l'obligence de M. Laugier interne.)

Joseph B..., jardinier, 24 ans, entre le 14 février 1882 à l'Hôtel-Dieu, service
Nicolas Duranty, salle Saint-Joseph, lit n⁰ 7.

Lymphatique, bien constitué, jamais malade. Ses parents vivent et se portent très bien. Ces jours derniers, sans avoir la plus petite plaie à la face, il se plaignait d'un peu de gêne dans la déglutition.

I. Le 12 février, s'étant exposé au froid, il fut pris d'un malaise général avec céphalalgie et nausées. Le lendemain, il ressentit à la lèvre supérieure et au nez une tension assez marquée, et dans la nuit suivante, le nez, la lèvre supérieure et la joue droite devinrent rouges, tuméfiés, douloureux.

III. 14. C'est dans cet état que le malade se présente à l'Hôtel-Dieu. On constate l'engorgement de quelques ganglions du cou et des ganglions sous-maxillaires, surtout à droite. L'éruption s'étend jusqu'à la base du front. L'épiderme est soulevé par de larges bulles pleines de sérosité. La rougeur n'est pas vive, inflammatoire, elle a de la tendance à se propager par les lymphatiques. Les limites sont tranchées, les bords coupés à pic forment bourrelet ; il y a un œdème considérable : la pression du doigt laisse une empreinte ; la douleur est vive, continue.

Soir. T. 40°,8 ; P. 96 ; R. 32. Pharynx et arrière-gorge rouges et injectés ; gêne très marquée dans la déglutition. Langue large, humide, recouverte d'un enduit blanchâtre ; perte d'appétit, nausées ; tous les signes gastriques, à la fois bilieux et saburral.

IV. 15. Même état.—0,05 centigr. tartre stibié en trois fois dans un verre d'eau ; cataplasmes sinapisés sur les membres inférieurs. Tisane de chiendent nitrée.

16. P. 80 ; T. 39°,4 ; R. 24. Légère rémission, se trouve mieux ; vomissements et selles abondantes ont été produits par l'émétique. Même état de l'éruption.—Vin de quinquina 15 gram. Soir, T. 40°. Exacerbation, et dans la nuit nouvelle poussée.

17. P. 80 ; T. 38°,6 ; R. 32. Nouvelle rémission ; Soir, T. 40°,5. L'éruption s'étend à chaque exacerbation et gagne le front ; gonflement et œdème considérable de la peau.

18. P. 80 ; T. 39°,2 ; R. 28. A reposé ; pas de mal de gorge, gêne de déglutition moindre. Urines abondantes, pas de selles.— Vin de quinquina 40 gram. Soir, T. 40°,4.

19. T. 39°,4. Les phlyctènes se dessèchent sur les points les premiers atteints ; l'éruption marche chaque jour ; toute la face est rouge, tuméfiée, couverte de phlyctènes. Soir, T. 40°,4.

20. Neuvième jour de la maladie, septième jour de l'éruption, chute de la température 38° ; P. 72. L'éruption ne poursuit plus sa marche. Soir, T. 37°,4 ; épistaxis modérée.

21. T. 36°,8 ; apyrexie.

Les jours suivants la desquamation se fait.—Vin de quinquina 50 gram. Alimentation progressive ; guérison.

A certaines époques de l'année, au printemps et à l'automne, les complications catarrhales sont fréquentes, les malades éprouvent une sensation de brisement des membres, des bouffées de chaleur alternant avec des frissons ; les muqueuses respiratoires se prennent. Si l'érysipèle se réalise dans ces conditions, on observe *un érysipèle catarrhal*.

Il y a des érysipèles qui ne sont que des formes d'un état intérieur : ainsi, les *érysipèles rémittents et intermittents*, sous l'influence de l'intoxication palustre. L'impaludisme peut se manifester sous forme d'érysipèle de la face, ou bien produire les symptômes habituels de l'accès, frissons, chaleur, sueur. De même que l'élément rémittent ou intermittent peut compliquer l'érysipèle, se combiner avec lui, de même l'intoxication palustre peut revêtir les caractères érysipélateux. Si on donne du sulfate de quinine dès le début, l'érysipèle disparaît ; il ne se reproduit plus sans qu'il y ait d'accident ni métastase. En présence de cette fièvre insidieuse larvée qui se manifeste par de l'érysipèle, il faut prendre garde, car l'issue sera funeste si on n'intervient pas avec le sulfate de quinine.

L'affection érysipélateuse peut se greffer sur un individu nerveux, impressionnable. Si, de plus, il se développe en été, dans un climat chaud, on a un *érysipèle nerveux* grave, qui nécessite un traitement particulier.

Les *érysipèles ataxiques* désordonnés rentrent dans les cas d'érysipèles nerveux ; ils sont errants et ont une tendance à se déplacer, à se porter sur un organe interne. Si ce caractère s'associe avec l'adynamie, on a l'*érysipèle ataxo-adynamique*.

Nous venons de voir les variétés d'érysipèle par complication générale ; les complications peuvent aussi être locales et avoir pour siège le cœur, le poumon ou tout autre viscère ; on a alors l'érysipèle du péricarde, du poumon, etc. Le diagnostic de ces dernières, dont l'étude est toute récente, est entourée de grandes difficultés. Dès qu'il survient quelque complication, il faut toujours examiner les divers organes ; l'affection érysipélateuse peut se porter sur eux, et dans ces cas les maladies ont des caractères spéciaux. Ainsi, quand elle se porte sur le poumon, il y a irritation de la membrane muqueuse ou extension de l'inflammation spécifique du côté de la plèvre ou du poumon. Il y a une distinction entre l'inflammation érysipélateuse ou catarrhale et l'inflammetion franche, qui porte d'une manière absolue sur toutes les parties de l'organe.

L'érysipèle simple est extrèmement rare ; il y a plus souvent une complication plus ou moins grave tenant à l'individu, à sa constitution, etc. L'érysipèle est dit *phlegmoneux* quand de la surface il va à l'intérieur et aboutit à l'inflammation ; ce dernier, appelé phlegmon érysipélateux, est ordinairement un érysipèle asthénique. L'érysipèle *traumatique* ou *chirurgical* est celui chez lequel une plaie, une érosion des téguments, intertervient comme cause occasionnelle provocatrice.

Toutes ces variétés d'érysipèle sont des complications et non des espèces ; l'érysipèle est toujours le même.

TRAITEMENT.

INDICATIONS THÉRAPEUTIQUES

L'érysipèle de la face étant une maladie générale, spécifique, résultant d'une infection, d'une intoxication de toute l'économie, le traitement doit avant tout être général ; mais la nature intime de l'érysipèle nous étant inconnue, il n'y a pas encore de spécifiques contre lui ; nous n'avons pas d'action sur l'affection érysipélateuse elle-même. En considérant le fond de la maladie, on trouve de la débilité, de l'asthénie, mais il ne faut pas croire qu'on doive dans tous les cas donner du quinquina et des toniques. Sans doute il ne faut jamais oublier qu'il porte une atteinte profonde aux forces du malade ; mais, bien que l'érysipèle se présente toujours avec la même nature, il est des cas, ainsi que nous allons le montrer, où d'autres moyens, les antiphlogistiques eux-mêmes, sont indiqués. On peut dire de l'érysipèle comme de toutes les affections morbides : il n'y a pas de maladies, il y a des individualités morbides ; ce n'est point l'érysipèle qu'on a à traiter, c'est l'individu érysipélateux. On ne peut, sans tomber dans l'absurde, préconiser tel ou tel remède plutôt que tel autre contre une maladie : il y a des lois générales ; mais il y a en outre des nuances, des individualités, qui nécessitent des traitements différents.

L'érysipèle est une de ces affections contre lesquelles le plus grand nombre d'agents médicamenteux et de méthodes dans leur application ont été vantés ; il est du devoir de tout médecin consciencieux d'appliquer avec discernement les médications qui sont le plus recommandées par les grands Maîtres, parce que l'expérience a prouvé qu'elles n'étaient pas inutiles, et de chercher de son côté, mais sans jamais se départir de l'extrême prudence, le moyen qui, plus ou moins tard, sera reconnu comme étant le meilleur, sinon le véritable spécifique.

Actuellement, en l'absence de tout spécifique, nous avons la thérapeutique analytique, qui est la vraie, la thérapeutique des *indications*.

Les indications dans l'érysipèle se tirent de la maladie, du malade, des causes, des symptômes, des complications, des lésions. Nous allons développer successivement chacun de ces points.

L'érysipèle, par sa nature même, est une maladie essentiellement débilitante, asthénique ; l'infection, amenant une altération du sang, il peut en résulter un affaiblissement des forces qui nécessite une intervention active.

Dans les cas ordinaires, l'expectation paraît être souvent suffisante et même indiquée. Ainsi, quand l'érysipèle est peu étendu, lorsqu'il ne tend pas à gagner en surface, lorsque le bourrelet que forment les bords n'existe pas ou est peu marqué, lorsque la douleur et la réaction fébrile sont sans intensité, on aurait tort d'avoir recours à un traitement énergique ; il vaut mieux laisser aux efforts de la nature tout le soin de la guérison. On doit se borner à prescrire des boissons délayantes, acidules, le repos au lit. Si l'individu est faible, c'est surtout l'état du malade qui doit servir de guide dans le traitement : pour prévenir la débilité consécutive, si l'état du tube digestif le permet, on conseillera une alimentation légère et nourrissante, du vin vieux ; souvent on sera obligé de soutenir les forces par les toniques, par le quinquina sous toutes les formes, vin de quinquina, extrait de quinquina. Mais il ne faut pas en abuser ; la débilité n'est pas le plus souvent assez marquée pour devenir une indication.

Au contraire, chez les individus jeunes, vigoureux, pléthoriques, il peut

7

survenir un état inflammatoire qui nécessite l'emploi des antiphlogistiques ou du moins des émollients, car les toniques auraient de graves inconvé-nients. C'est alors que les émissions sanguines, une saignée au coude par exemple, faite dès le début, peut avoir une influence favorable sur la marche d'un érysipèle de la face. Sans doute cette pratique doit être entourée de la plus grande circonspection, car l'érysipèle peut être de longue durée par lui-même et surtout par ses complications ultérieures ; et dans ces cas une saignée intempestive, en affaiblissant le malade, agirait en sens inverse du but qu'on se propose ; mais quand l'indication est bien posée, quand on a affaire à un érysipèle de la variété asthénique, il ne faut pas hésiter.

OBSERVATION XI (personnelle).
Érysipèle phlycténoïde de la face.—Éréthisme sanguin.—Saignée 150 gram.—Guérison.

Louis D..., matelot, entre le 18 mars 1883 à l'hôpital de la Conception, service de M. Richaud, salle Saint-Paul, lit n° 16. Bonne constitution, forte complexion, tempérament sanguin.

13. En aidant à décharger un navire, il sua beaucoup ; s'étant ensuite exposé au mistral, il eut froid. Le lendemain, toute la journée, il éprouva un grand malaise.

16. Ne put travailler ; malaise extrême ; membres brisés, pas d'appétit ; douleur au côté gauche du cou.

17. Il avait le côté gauche du cou et de la face tuméfiés et douloureux ; le médecin du bord le fit frictionner avec de l'huile de jusquiame camphrée.

18. Jour de son entrée à l'hôpital, T. 40°,4. L'érysipèle gagne le nez et la partie droite de la face ; fièvre très marquée.

19. T. 39°,5. Insomnie, mal de tête, agitation. L'éréthisme sanguin dominait chez ce jeune malade vigoureux. On pratique au pli du coude une saignée de 150 gram.

20. T. 39°,5. A dormi, se trouve mieux, souffre moins. Les paupières, le nez, la lèvre supérieure, sont moins tuméfiés ; peu de douleur à la pression. Le cuir chevelu est atteint en cet endroit, le moindre contact est très douloureux. Pas de phénomènes cérébraux. — Soir T. 40°,5. Pouls fréquent ; céphalalgie ; bouche sèche ; pas d'appétit ; nouvelle poussée à la nuque.

21. T. 39°,5. La desquamation commence à la face.

22. T. 37°,5. — Un verre eau de Sedlitz.

23. T. 39°,2.

24. T. 37°,6. Pas de fièvre, desquamation sur tous les points; convalescence. — Guérison.

Chez les individus nerveux, impressionnables, l'érysipèle revêt des caractères nouveaux qui nécessitent un traitement particulier. Toute la série des antispasmodiques peut avoir ici son indication. Teinture d'ambre gris, musc, castoréum, alcoolature d'aconit, etc.

Quand l'érysipèle se produit chez un individu malade depuis longtemps et profondément détérioré, il faut s'adresser à l'état général par les reconstituants et les toniques : il faut aussi combattre les causes de cette cachexie: causes locales, lésions pulmonaires ou cardiaques; causes générales, anémie, rhumatisme, etc.

L'érysipèle revêt-il la forme typhoïde ou adynamique caractérisée par des symptômes graves, tels que prostration, stupeur, sécheresse de la langue, fuliginosités des dents, épistaxis, faiblesse du pouls, diarrhée involontaire, délire, etc., on aura recours aux toniques, aux astringents, aux préparations de quinquina, de tannin, aux stimulants diffusibles, aux alcools dont l'application est plus impérieuse ici que partout ailleurs (Gosselin); on cherchera en même temps à bien nourrir les malades et à les placer dans les conditions hygiéniques les meilleures possibles.

Un grand nombre de médecins ont l'habitude de donner des évacuants dès le début de l'érysipèle, alors même qu'il n'y a pas d'indications fournies par l'état des voies digestives. Il y a là un abus qui peut avoir parfois de graves inconvénients : ainsi, quand l'individu est prédisposé à la congestion cérébrale, le vomitif peut déterminer une inflammation des méninges par propagation, transmission ou autre moyen. Après la constriction des capillaires, la concentration produite par le vomitif, il se fait un mouvement d'expansion qui a l'avantage de porter le mouvement fluxionnaire à la peau; combiné avec le séjour au lit, les boissons chaudes et les attractifs sur les extrémités des membres inférieurs, c'est le meilleur moyen de faciliter et de régulariser l'éruption cutanée.

Pendant l'été, l'érysipèle se complique d'un état gastrique bilieux ; un grand nombre des malades que nous avons observés ont présenté cet état gastrique: il a fallu le combattre par l'émétique. L'ipéca associé au tartre stibié

donne parfois dans ces cas de bons résultats : ipéca 1^{gr},20 à 1^{gr},40 ;
tartre stibié de 0,03 centigr. à 0,05 centigr. à prendre en trois fois à dix
minutes d'intervalle. Dans d'autres cas on peut donner un purgatif salin,
eau de Sedlitz, citrate de magnésie ou bien de l'huile de ricin. Mais, tandis
que le vomitif peut être donné au début, le purgatif ne doit être donné
qu'à la fin de la maladie, dans la crainte qu'il ne se fasse un déplacement
du travail de la peau sur les organes internes. Tant que l'état saburral
persiste, on recommande la diète ; lorsque la fièvre est tombée, on permet
non seulement les bouillons et les boissons vineuses, mais on insiste pour
que les malades soient bien nourris ; ils peuvent se lever et passer quelques
heures sur un fauteuil. C'est par cette pratique que nous avons vu entrer
rapidement en convalescence des malades dont les symptômes du début
avaient été même alarmants.

L'érysipèle débute parfois par la muqueuse des fosses nasales ou de
l'arrière-gorge, ainsi que nous avons pu l'observer ; de là, il s'étend à la
face et au cuir chevelu ; si l'état général est bon, l'expectation est préfé-
rable ; mais si l'érysipèle, après avoir débuté par la face, se propage dans
la direction des muqueuses, sans perdre de temps il faudra agir énergiquement : ainsi, les éméto-cathartiques, les gargarismes, les émollients
trouveront leur emploi.

L'intoxication palustre peut revêtir le caractère érysipélateux. M. de
Vaucheroy [1] a observé à Anvers, où règne souvent la fièvre paludéenne,
dans l'espace de six mois, trente-quatre cas d'érysipèle chez les militaires
atteints de fièvres intermittentes. Ces érysipèles ont cédé comme par
enchantement, au dire de l'auteur, à l'administration du sulfate de quinine. Il ne nous a pas été donné de voir par nous-même des cas de ce
genre, mais nous sommes persuadé qu'il en existe.

Quand l'érysipèle disparaît sous l'influence du sulfate de quinine, sans
se reproduire et sans déterminer d'accident ni de métastase, on peut bien
dire que l'érysipèle est alors une forme de l'érysipèle intermittent. C'est
dans ces variétés d'érysipèle surtout qu'il faut prendre garde ; cette forme

[1] Lyon Médical, 1870, tom. V, pag. 620.

larvée est insidieuse ; l'issue peut être funeste si on n'intervient pas avec le sulfate de quinine.

Lorsqu'il survient du *délire*, complication fréquente dans l'érysipèle de la face et du cuir chevelu, il faut d'abord en chercher la cause ; s'il n'y a pas d'antécédents alcooliques, si tout se borne à un peu d'agitation avec rêvasserie liée à l'intensité de l'état fébrile, on se bornera à quelques mesures de précaution et de surveillance ; l'alcoolature d'aconit à la dose de 2 à 4 gram. dans une potion de 125 gram. est un moyen parfois très efficace ; on voit sous son influence les symptômes fébriles s'amender : la température et la fréquence du pouls diminuent, le calme revient.

Si l'on craint une méningite, ce qui est rare, on aura recours aux émissions sanguines locales, aux apophyses mastoïdes à la nuque ; les révulsifs cutanés et intestinaux sont aussi indiqués.

Le délire peut être le résultat d'une perversion nerveuse, ainsi qu'on l'observe surtout dans la forme ataxique de l'érysipèle, et d'une manière particulière chez les alcooliques. Ce seront alors les opiacés, le musc à haute dose, le castoréum et l'alcool, qu'il faudra mettre en usage. L'alcool sera employé, soit sous forme de vin généreux, soit sous forme d'eau-de-vie en nature ou en potion (potion de Todd), à doses plus ou moins élevées suivant l'état du malade, son âge, son sexe, ses habitudes. Pour ce qui est de l'opium, il faut toujours être très réservé.

Mais le plus souvent, surtout quand il se manifeste à la fin de la maladie, le délire doit être attribué à l'anémie cérébrale. La préparation que nous avons vu employer avec succès dans ces cas a été de l'extrait de quinquina 2 à 4 gram. dans une infusion aromatique de 120 gram. avec teinture de cannelle 3 à 4 gram.; il a été utile quelquefois d'ajouter quelques gouttes de teinture de noix vomique.

En se localisant sur les téguments, l'affection érysipélateuse détermine des altérations de la peau et des muqueuses qui, lorsqu'elles atteignent un certain degré, deviennent elles aussi de véritables indications ; mais il faut se garder d'oublier qu'elles ne sont que des manifestations de l'état général et ne constituent pas toute la maladie.

Il a fallu de longues années pour que ce fait clinique fût connu, et

aujourd'hui encore il est des auteurs qui pensent pouvoir attaquer l'érysipèle sur place. Les idées que nous venons d'exposer sur la nature et les
causes de l'érysipèle prouvent suffisamment qu'on ne peut accepter cette
théorie ; nous devons néanmoins citer les agents thérapeutiques et les
méthodes les plus importantes qui ont été employés. C'est ainsi qu'on a
vanté différents liquides, soit à titre d'émollients, soit à titre d'astringents,
les décoctions ou les infusions de guimauve, de sureau, les solutions de
sulfate de fer, de perchlorure de fer ; l'application de diverses poudres,
telles que farines de froment, d'amidon, de riz ; diverses pommades, telles
que l'onguent mercuriel, la pommade au nitrate d'argent de Joubert, etc.,
les badigeonnages avec le collodion riciné, le silicate de potasse, avec
des huiles variées ; l'huile de térébenthine a notamment été préconisée
par le professeur Luck (de Berne), [1] à titre de désinfectant ; on a aussi
conseillé la cautérisation de la peau sur les confins de l'érysipèle, dans
le but de limiter son extension. Dupuytren appliquait des vésicatoires sur
la plaque érysipélateuse elle-même, pour combattre le mal et arrêter sa
marche envahissante. Larrey est allé jusqu'à conseiller l'application des
caustiques énergiques, tels que moxa, fer rouge, etc. Des scarifications
sur la surface érysipélateuse et sur la peau saine qui l'entoure ont été
pratiquées par Schutzenberger (de Strasbourg) [2], à titre d'abortif ; enfin
Karl Szwalbe a proposé comme traitement de l'érysipèle la faradisation
cutanée, au moyen de laquelle il prétend avoir obtenu deux cas de guérison.

L'efficacité de tous ces moyens a été fort bien jugée par Gosselin [3] :
« En résumé, dit-il, il ne faut pas se dissimuler que, dans l'état actuel
de la science, aucun moyen n'est démontré propre à faire avorter l'érysipèle, et que le vrai traitement est l'expectation derrière quelques topiques,
tels que l'axonge, le collodion, la farine ordinaire ou la poudre d'amidon ;
je trouve bon même qu'on y ajoute une saignée du bras au début, si le
malade est jeune et bien constitué, un vomitif et un purgatif et des boissons rafraîchissantes ; qu'on prescrive un peu d'opium s'il y a de

[1] Luck ; Bulletin de Thérapeutique, mai 1869.
[2] Schutzenberger ; Gazette médicale de Strasbourg, 1869.
[3] Gosselin.

l'agitation, qu'on tienne le malade dans des conditions atmosphériques convenables. « Je demande seulement qu'on ne se fasse pas illusion, et qu'ayant eu affaire à des érysipèles bénins, on n'attribue pas à la thérapeutique des résultats avantageux dus tout simplement à ce que l'intensité de la maladie était moderée. »

Il faut proscrire tous les topiques humides, cataplasmes, fomentations, dit M. le professeur Castan : ils favorisent les métastases ; les seuls moyens que l'on puisse employer sont les poudres inertes, les fécules, l'amidon.

Il en est cependant quelques-uns sur lesquels nous croyons devoir insister. Le collodion a été employé dans le but d'imposer des limites à l'envahissement de la maladie ; dans quelques cas l'érysipèle ne franchit pas les limites de la couche de collodion et s'éteint sur place. Le collodion agit surtout par action mécanique ; il imprime une rétraction à la peau, et, par son intermédiaire, aux vaisseaux lymphatiques et sanguins sous-cutanés ; de plus, il protège les parties malades en les abritant contre le contact de l'air extérieur ; cet abri de la peau et cette compression des vaisseaux sous-cutanés doivent nécessairement produire un ralentissement de la circulation et empêcher doublement l'absorption de nouveaux principes morbifiques.

Le silicate de potasse a été préconisé d'abord en Italie par Piazza [1], et plus récemment en Portugal par Alvarenga [2] ; nous croyons utile de résumer l'opinion de ce dernier auteur sur cet agent thérapeutique.

Après avoir indiqué la médication antipyrétique générale employée dans l'érysipèle, Alvarenga, parlant des topiques, signale le collodion appliqué en zones autour de la surface enflammée et s'appuie sur les appréciations émises par Follin, Rouget, M. Raynaud, Labbé-Moissenet, pour conclure à l'inefficacité de ce remède ainsi employé.

En regard de tant de médications diverses, souvent contradictoires et toujours douteuses, l'auteur indique le silicate de potasse comme un

---

[1] Piazza; Cura abortiva della erysipela col silicato di Potassa (*Gazz. clin. di Palermo*, 1870.)

[2] Alvarenga ; Précis de thermométrie clinique générale. Action thérapeutique du silicate de potasse dans l'érysipèle, traduit du portugais par le Dr Lucien Papillaud. Lisbonne, 1882.

médicament qui, depuis plusieurs années d'expérimentation, n'a pas eu entre ses mains un seul insuccès.

Les expériences, au nombre de 148, ont été faites dans des conditions et au milieu de circonstances variées ; le silicate employé a été le silicate liquide connu sous le nom de liqueur de cailloux.

En faisant des badigeonnages sur la plaque même de l'érysipèle, il a obtenu un abaissement de température locale de plusieurs dixièmes de degré à 4 et 5 degrés.

Il a employé un très grand nombre de fois ce mode de traitement en Europe et en Amérique, et constamment la guérison a été obtenue dans l'espace de quatre jours en moyenne ; de plus, la mortalité a été nulle.

N'ayant jamais vu employer le silicate de potasse dans les érysipèles de la face, nous ne pouvons rejeter ni approuver le dire de l'auteur sur l'efficacité de ce moyen. Nous avons cru devoir le citer parce qu'il est peu connu en France.

PROPHYLAXIE.

Il est donc impossible d'arrêter l'érysipèle dans sa marche : une fois que l'infection de l'économie est réalisée et que l'éruption a commencé à se manifester en un point, le médeciu doit laisser faire, prêt à agir au moindre danger. Mais s'il ne peut rien sur l'affection érysipélateuse en voie d'évolution, ses moyens d'action sont puissants quand il s'agit de la prévenir. C'est surtout en temps d'épidémie que de grandes précautions doivent être prises, et cela aussi bien pour des malades qui ont à subir une opération que pour ceux qui, par le fait d'une opération, d'un accident ou d'une maladie, portent une solution de continuité qui peut servir de voie d'introduction à l'érysipèle.

Chez ceux qui ont à subir une opération, le traitement préventif consiste dans le choix du mode opératoire et dans le pansement ; ceux qui portent une solution de continuité doivent être entourés de toutes les conditions hygiéniques sanctionnées par la science et par l'expérience. Suivant l'état de vigueur ou de faiblesse du malade, suivant que les salles sont plus ou moins encombrées de malades, surtout s'il y a des érysipèles ou de la fièvre puerpérale dans le même établissement, l'opération sera retardée si on le peut, et dans le cas contraire on devra préférer les caustiques au bistouri. Si on est obligé de se servir de l'instrument tranchant, on cautérisera ensuite la plaie saignante, soit avec le nitrate acide de mercure, soit avec l'acide azotique monohydraté ; on aura recours aux pansements qui ont pour résultat d'amener le plus tôt possible l'occlusion des vaisseaux divisés et de coaguler les matières albuminoïdes, tels que l'alcool rectifié, la solution concentrée de perchlorure de fer.

En temps d'épidémie d'érysipèle, nous avons vu employer le thermocautère pour pratiquer les opérations d'urgence. Ce mode opératoire a donné de bons résultats. Broca, à l'hôpital des Cliniques, employait le galvano-cautère. D'après l'explication qu'il a donnée dans une de ses savantes leçons, le moyen préventif réalisé par l'emploi du galvano-cautère consiste dans l'occlusion immédiate des vaisseaux et la formation d'une croûte presque sèche sur toute la surface de la plaie, qui est ainsi mise à l'abri du contact de l'air et de l'absorption des miasmes ; mais il ajoute que, pour obtenir ce résultat, le galvano-cautère ne doit être chauffé qu'au rouge sombre ; s'il est chauffé jusqu'au rouge blanc, son action ressemblera à celle du bistouri, et l'avantage qu'on aura cherché à obtenir, diminuera de beaucoup.

C'est dans le même but qu'on se sert du pansement ouaté ou pansement par occlusion, non seulement pour les plaies récentes, mais pour toutes les solutions de continuité ; on peut laisser ce pansement huit jours sans le renouveler, toutes les fois, bien entendu, que le malade n'accuse aucun symptôme qui force à le changer ; cette méthode, dite des pansements rares, donne de bons résultats.

Quant aux moyens recommandés par l'hygiène, il importe d'éviter la propagation de l'érysipèle aux blessés qui se trouvent dans la même salle. Pour atteindre ce but, on isole les érysipélateux ; on les place dans un milieu plus favorable à la guérison ; on renouvelle l'air dans les salles ; si on le peut, on les laisse pendant quelque temps inoccupées et on les soumet à la désinfection. Il faut avant tout éviter l'encombrement des malades.

CONCLUSIONS.

En terminant, nous ne croyons mieux faire que de donner comme con-
clusions le résumé de notre travail.

L'affection érysipélateuse, dont le siège le plus habituel est la face, est
une maladie générale, dont on ne connaît pas la nature intime, mais qui,
par son origine, son évolution, sa marche et la méthode thérapeutique
qu'elle réclame, doit être considérée comme une maladie aiguë, spécifique.

Malgré les nombreux travaux publiés jusqu'à ce jour sur cette importante question, l'analyse rapide que nous en avons donnée suffit pour montrer combien les auteurs sont loin de s'entendre ; les opinions se divisent
encore en deux groupes. Les uns, avec Trousseau, veulent que l'érysipèle
soit toujours sous la dépendance d'une lésion de la peau ou de la muqueuse,
ne serait-ce qu'une très petite érosion ; pour eux, la fièvre serait consécutive à l'état local ; les autres, au contraire, et nous partageons entièrement leur avis, considèrent l'érysipèle comme une maladie de toute l'économie, dont l'éruption n'est qu'une manifestation locale.

Cette divergence d'opinions, autrefois très marquée, tend à s'effacer de
jour en jour, à mesure que la lumière se fait ; mais bien des points res-
tent encore obscurs, et laissent ainsi le champ libre à l'hypothèse. Et
d'abord, la véritable cause de l'érysipèle est inconnue ; pouvant se manifester sous forme épidémique, présentant dans certains cas particuliers un
caractère contagieux qui le rapproche des maladies éruptives, l'érysipèle se développe sous l'influence de conditions étiologiques diverses.
Dans quelques cas incontestables, une petite ulcération, une écorchure
facilite chez un individu prédisposé la production de l'érysipèle ; mais ce
n'est point là une cause essentielle, déterminante, ce n'est qu'une occasion, un prétexte nullement indispensable pour la réalisation de la maladie.

Les phénomènes généraux du début, l'engorgement préalable des ganglions sous-maxillaires voisins du point où doit se faire l'éruption ; plus
tard l'apparition de plaques rouges, chaudes, douloureuses, dont les bords

saillants forment des bourrelets ; la fièvre, dont la marche est continue
pendant six à huit jours, avec de légères rémissions matinales, puis change
brusquement pour présenter tous les deux à trois jours de grandes oscil-
lations correspondant à de nouvelles poussées ; enfin la terminaison brusque par la desquamation et la guérison, tels sont les caractères habituels
de l'évolution de l'érysipèle de la face.

Par sa localisation sur les téguments, l'affection érysipélateuse détermine des lésions du côté de la peau et des muqueuses, mais, ce qui est plus
grave encore, peut entraîner des modifications du sang et des altérations
des viscères. Nepveu a trouvé des bactéries en assez grand nombre dans
le sang extrait d'une piqûre faite sur une plaque d'érysipèle ; Cornil a vu,
dans les espaces lymphatiques particulièrement, des micrococcus sphéri-
ques : il n'en a pas trouvé dans le sang. Tous les viscères peuvent être
altérés par l'érysipèle ; les plus souvent atteints sont le cœur (péricardite,
endocardite), l'appareil respiratoire (pleuro-pneumonie).

Le diagnostic de l'érysipèle en voie d'évolution ne présente aucune
difficulté ; on le distingue de l'érythème simple et de la lymphite par ses
caractères généraux et locaux.

L'érysipèle simple de la face est une maladie aiguë, en général bénigne ;
ce qui fait surtout la gravité du pronostic, ce sont les complications, les
métastases sur les organes internes.

Si l'on considère la nature de l'érysipèle, on voit que ce n'est pas, comme
le pensent encore certains auteurs, une simple inflammation des téguments, une dermite ; il y a plus, c'est l'économie tout entière qui est
primitivement atteinte ; il y a empoisonnement par une matière septique,
une sorte d'infection du sang. Bien que l'agent septique soit encore inconnu, on ne saurait pour cela le nier, les analogies que présente l'érysipèle avec les maladies infectieuses, les fièvres éruptives en particulier,
le prouvent suffisamment selon nous.

L'érysipèle est une maladie unique, identique, toujours la même, mais
il est rarement simple ; suivant le terrain sur lequel il se greffe, suivant
les conditions atmosphériques et le milieu dans lequel il se développe, on
observe des *variétés cliniques* dont la distinction est d'une importance

capitale au point de vue des indications et du traitement. Ainsi, suivant que l'individu est vigoureux, sanguin, ou faible et anémique, l'érysipèle est sthénique ou asthénique. A la suite des maladies chroniques, on a l'érysipèle cachectique, variété asthénique. En été, dans certaines circonstances, on observe l'érysipèle bilieux ; s'il y a complication catarrhale, l'érysipèle est dit catarrhal. L'érysipèle peut être rémittent ou intermittent : l'intoxication palustre revêt alors une forme insidieuse que le sulfate de quinine fait disparaître sans accidents et sans métastases. Chez les individus nerveux, impressionnables, on observe l'érysipèle nerveux ; l'érysipèle ataxique a une marche désordonnée; si à ce défaut de régularité se joint l'adynamie, l'érysipèle est dit ataxo-adynamique. D'autres variétés sur lesquelles nous ne pouvons insister, sont l'érysipèle des voies respiratoires, du péricarde et des autres viscères, qui présentent comme caractère particulier une grande mobilité. L'érysipèle qui de la surface gagne le tissu cellulaire sous-cutané et aboutit à l'inflammation, constitue l'érysipèle phlegmoneux ; enfin nous signalerons l'érysipèle traumatique ou chirurgical, dont la cause occasionnelle est une plaie.

Toutes ces variétés, dues aux complications, ne constituent pas des espèces ; l'érysipèle, ainsi que nous l'avons vu, est toujours le même.

Il n'y a pas encore de spécifique contre l'érysipèle ; c'est à la thérapeutique analytique, à la thérapeutique des indications qu'il faut avoir recours. L'érysipèle, par sa nature même, est une maladie débilitante, asthénique, et nécessite dans la majorité des cas l'emploi des toniques, du quinquina. Si sa marche est naturelle, sans complication, l'indication est simple : des soins hygiéniques suffisent.

Mais si une simple expectation donne de bons résultats dans des cas particuliers, il en est d'autres au contraire où il faut intervenir énergiquement.

Chez les individus vigoureux, pléthoriques, par exemple, il ne faudra pas hésiter à avoir recours aux antiphlogistiques. aux émissions sanguines; il est vrai qu'il faut toujours prendre garde, car l'érysipèle peut être de longue durée, et la saignée, affaiblissant le malade, peut dépasser le but qu'on se propose. Chez les individus cachectiques, les toniques et les reconstituants sont indispensables, ainsi que dans les formes typhoïdes ou adynamiques ; dans ces derniers cas on les associe aux stimulants diffusibles.

Les évacuants, contrairement à ce qu'on croit généralement, ne doivent pas être employés dans tous les cas; l'ipéca donne chez certains sujets de bons résultats, mais on ne doit pas en abuser, il faut craindre qu'il ne s'ensuive une congestion cérébrale. Dans les cas où l'état gastrique bilieux est très prononcé, un éméto-cathartique peut être donné au début, mais on ne donnera jamais de purgatif qu'à la fin.

Il faut se hâter d'employer le sulfate de quinine pour peu que l'on croie à une manifestation de l'intoxication paludéenne; c'est une forme insidieuse, larvée, dont on doit se défier, car elle peut avoir une issue funeste si on n'intervient promptement.

Les indications fournies par le délire sont différentes suivant les causes dont il dépend , tandis que le délire nerveux cède à l'emploi des antispasmodiques, de l'alcoolature d'aconit 2 à 4 gram.; si l'on craint une méningite, on aura recours aux émissions sanguines locales, aux révulsifs cutanés et intestinaux. Le délire alcoolique, celui de l'anémie, nécessitent l'alcool (potion de Todd), l'extrait de quinquina.

Le traitement de l'état local nous inspire moins de confiance ; on peut employer des poudres inertes d'amidon, de fécule de pomme de terre. Les badigeonnages au nitrate d'argent, les applications de collodion ou de silicate de potasse, n'arrêtent pas habituellement la marche de l'éruption, qu'il importe souvent dans certains cas de respecter et même de favoriser, pour peu que l'affection tende à se localiser sur un organe interne important.

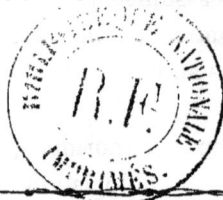

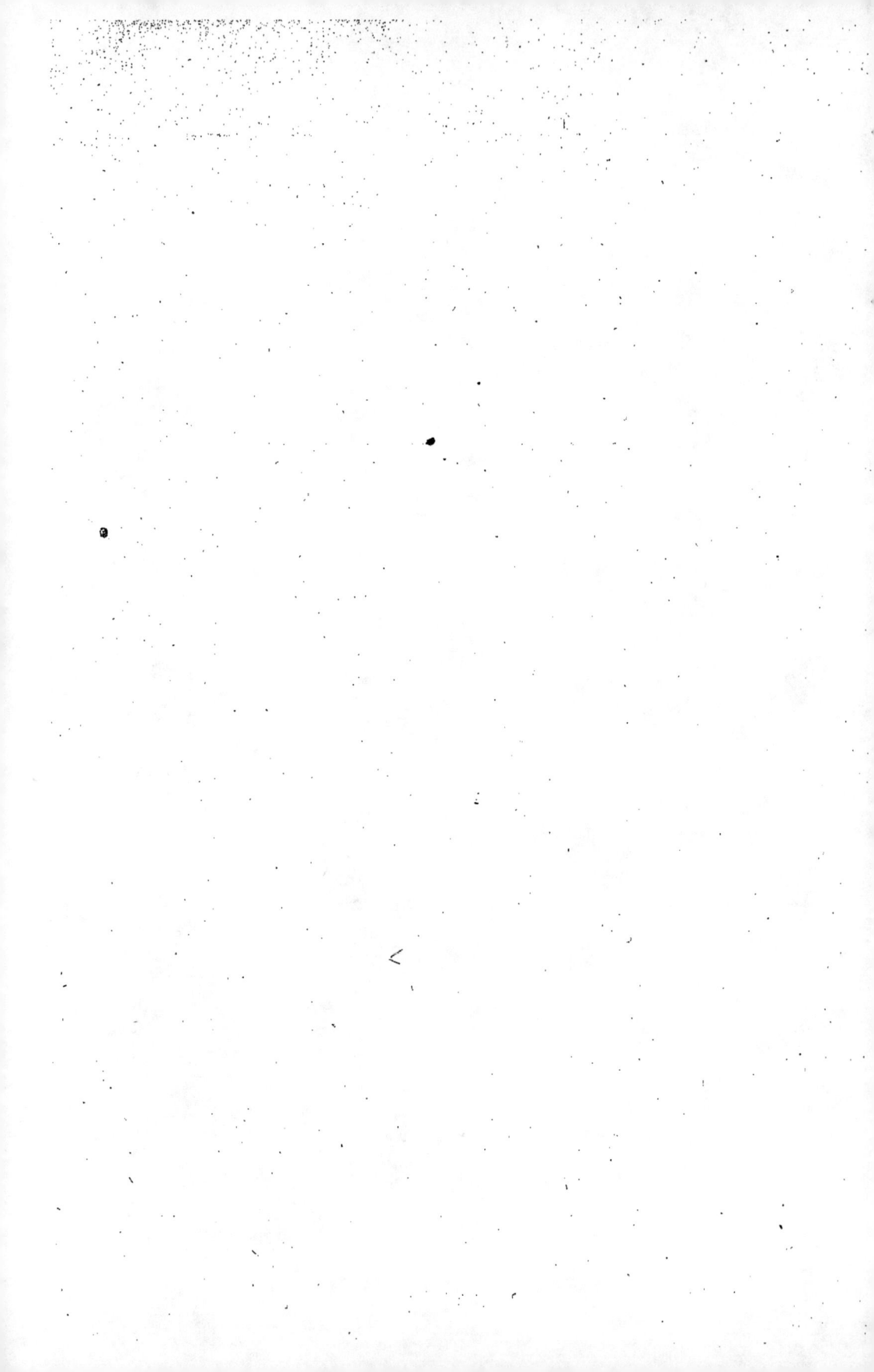

www.ingramcontent.com/pod-product-compliance
Lightning Source LLC
Chambersburg PA
CBHW032309210326
41520CB00047B/2387